医薬品産業の
過去・現在・未来

故きを温ねて新しきを知る

藤田芳司
【著】

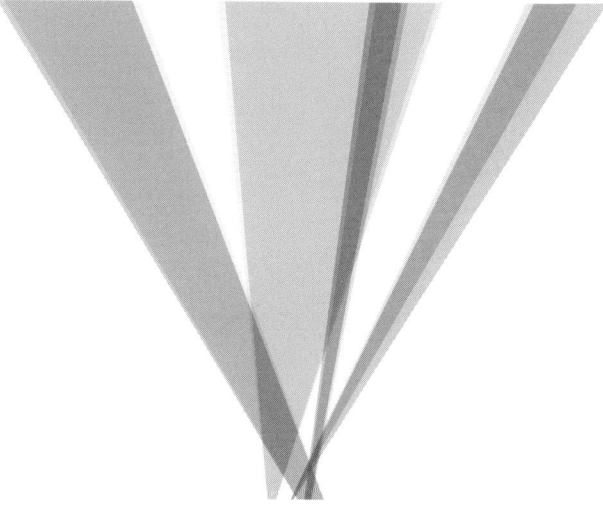

医学評論社

はしがき

　医薬品産業は，世界規模で多面的に同時進行している環境変化にどう対応するか苦慮している．主力商品の特許切れとジェネリック薬の参入は，経営基盤を脅かす．企業の吸収合併，工場・研究所の閉鎖，リストラ，事業縮小，競争相手との提携などは，日常茶飯事で行われている．新薬不足を補うためには，ライセンス活動にも力を入れなければならない．世界の医薬品市場の 1/3 以上は，外部からの導入製品で成り立っている．全世界で進行する薬価抑制策は，とどまるところを知らない．一方，欧米市場は飽和状態に達したため，発展途上国に戦略の重点を移さなければならない．先進国向けの高収益ブランド薬戦略と，発展途上国向けの低収益製品戦略も両立させなければならない．多くの人が医薬品産業を華やかな成長産業と思い描くのとは対照的に，現実は四面楚歌の状態である．将来展望が不透明なだけに，経営者も大胆な戦略を打ちだせずに苦悩している．しかし，大きな変革はいつも激動する時におこったことは，歴史が証明している．

　このような状況は，10年以上前から予測されていた．この課題にどう対処すべきか考えるために，大手製薬企業の幹部社員を対象とした講習会を長年開催してきた．ある学会の役員会で，東京理科大学の村上康文教授とお会いした際，「外資系製薬企業での経験・知識を，これから医療・生命科学を学ぼうとしている若い世代に講義してほしい」と依頼されたのが，この本を書くきっかけとなった．第一線を退いてからは，趣味の温泉旅行を楽しむ傍ら，マイペースで講演・著作活動をしていたこともあって，気軽に引き受けてしまった．ところが，初心者を対象に平易に話すことの難しさに直面し，多くの知人にアドバイスをもらいながらの試行錯誤の連続になるとは想定外であった．

　講義資料は，製薬企業の幹部を対象としたものを，学生が理解できるように簡素化した．それでも学生にはハードルが高かったようだが，回を追うごとに受講者が増えていつも満席状態だったのはうれしかった．あまりにも生々しい

現実に直面してかなりのショックを受けた学生も多かった．当然のことながら，製薬企業，医療機関，医療機器メーカー，臨床開発業務受託機関（CRO）への就職活動を考えていた学生や，既に内定を受けていた学生は，その企業や業界の将来に不安を抱いた．講義後には多くの質問や相談が殺到した．具体的な企業名を挙げてその将来性を聞いてきた学生も大勢いた．そのような場合，調査すべき項目を挙げて自分で調べさせて対象企業の将来像を描かせ，最後にデータの見方を解説した．ほとんどの学生は，選択した企業の状況と内在する課題がわかって満足したようである．

講義では，「いかなる企業も安泰ではない」，「大切なことは，覚えることではなく，これからおこることを自分自身の肌で感じること」，「知識・情報はどこにでも転がっているが，知恵は自分が作りだすもの」，「大局観を持たないと判断ミスをしてしまう」，「小さなリスクに目がいきすぎると，大きなチャンスを逃してしまう」，「真のチャンスはほんの一瞬しか訪れない」，「自己研鑽こそが環境変化から身を守る」，「この講義を通して，皆さんが将来の生き方を考えてほしい」といったことを繰り返し強調した．今日のように不透明で気概を失いつつある時代にあっては，"フィードフォワード"で考えられる人材が求められる．"フィードバック"思考は役に立たない．理工系・薬学系の講義としては異質なものに映ったことだろう．

今回，少しでも多くの人に知ってもらおうと思い，講義内容を本著にまとめた．製薬産業および関連産業における経営戦略作成に不可欠な情報は網羅したつもりである．学生などの初心者だけでなく，幅広い読者層にとっても役立つものであってほしいと願っている．

2013年11月

藤田芳司

目　　次

1. はじめに……………………………………………………………………1
   1-1　世界中で病気に苦しむ患者が増え続ける現状………………………1
   1-2　製薬企業のビジネス展望に必要な手法とは…………………………7

2. 製薬企業を取り巻くさまざまな要因……………………………………12
   2-1　国民医療費と医薬品ビジネス…………………………………………12
   2-2　世界的な薬価抑制のうねり……………………………………………20
   2-3　英国国立医療保険研究所（NICE）……………………………………22
   2-4　究極の薬価抑制：コンパルソリー・ライセンス（強制免許）……25
   2-5　薬価差を利用したパラレルインポート（並行輸入）………………29
   2-6　コンパラティブ・エフェクティブネス（比較効果研究）…………31

3. メガファーマの生き残りをかけた戦い…………………………………36
   3-1　世界市場の寡占化………………………………………………………36
   3-2　M&Aに突き進まなければならなかった理由………………………42
   3-3　ファイザーのM&Aケース……………………………………………46
   3-4　グラクソ・スミスクライン（GSK）のM&Aケース………………53
   3-5　M&Aと研究開発効率…………………………………………………60
   3-6　エンドレスに続くリストラ……………………………………………63
   3-7　ジェネリック薬メーカーの生き残りをかけたM&A………………65

4. 世界規模の環境変化に製薬企業はどう対応するのか……………69
- 4-1 オーファンドラッグ（稀少病医薬品）へのシフト……………69
- 4-2 オーファンドラッグの国民医療保険への影響……………75
- 4-3 世界で最も高価な医薬品：命の値段を考える……………77
- 4-4 品位（integrity）：違法行為を続けるメガファーマ……………80
- 4-5 事業の多様化（diversity）……………88
- 4-6 "life saving drug" と "life style drug"……………92

5. ビジネスチャンスは創りだすもの……………103
- 5-1 「コンパニオン診断」に殺到する製薬産業……………103
- 5-2 「コンパニオン診断」と「病気の細分化」……………107
- 5-3 ノバルティスの巧みな戦略……………109
- 5-4 病気の攻め方の多様性と競合関係……………112
- 5-5 ノバルティスは革新的な研究開発を進めたのか……………115

6. ライセンス活動から見たメガファーマが求めるもの……………118
- 6-1 モノクロナール抗体医薬……………118
- 6-2 ワクチン……………125
- 6-3 がんの早期発見と5年生存率について……………134

7. 一世を風靡したバイオベンチャーの栄枯盛衰……………137
- 7-1 バイオベンチャーをビジネスモデルから眺める……………137
- 7-2 いくつかのバイオベンチャーのケーススタディ……………138

8. 最後に：故きを温ねて新しきを知る……………150

補章　本著で登場するメガファーマの誕生の歴史………………………155
1　近代的医薬品産業の芽生え………………………………………………155
2　染料から始まった細胞・組織染色技術，そして合成医薬品へ…………159
3　本著で登場するメガファーマの1980年代までの歴史（世界ランク）……166

参 考 文 献……………………………………………………………………178

索　　　引……………………………………………………………………181

1 はじめに

1-1 世界中で病気に苦しむ患者が増え続ける現状

　生命科学をめぐる技術革新は著しく，連日のように世界中で新発見・新発明のニュースが相次いでいる．まるで難病が次々と克服できるかのような期待さえ抱かされる．ある病気の原因遺伝子が見つかったところで数十，数百といった要因の一つにすぎないにもかかわらず，ニュースになる．それが病気の発症・進展に重要な役割を果たすと証明されても，世の中の役に立つまでには10年以上の長い年月が必要である．遺伝子治療の概念が世に出されて既に40年以上が経過した．20年後の1990年代になると，多くの人は遺伝子治療で大半の病気が治るようになると信じた．しかし，1999年に遺伝子治療を受けた患者が死亡すると，希望は一瞬にしてしぼんだ．これまでに1,700種類以上の遺伝子治療の臨床試験が行われたが，今もって実用化には多くの課題がある．一方で，現実はありふれた病気さえも治らず，患者数は増え続けている．明るいニュースでひと時は心温まるが，遅々として改善されない現実を見ると暗い気持ちになる．

　さまざまな病気の患者総数は，予備軍も含めると，総人口をはるかに超えている．程度の差こそあれ，だれしもがなんらかの病気を抱えているといっても過言ではない．高齢になって身体機能が衰えるにつれ，いくつもの病気を抱えて多重苦に悩むようになる．手足のしびれ，息切れ，動悸，むくみ，震え，胸や胃の痛み，頭痛など，些細なことが気になって受診したら，思いもかけない病気のサインだったということもある．40歳代も半ばを過ぎると，健康診断を受ける時，検査結果を知らされる時，いろいろと懸念材料に思いを巡らせて不安な気持ちがわいてくる．正常値，異常なしと聞けばほっとする．異常が見

つかりでもすれば明るかった気分も失せて，不安，睡眠不足，そしてうつ病へと増幅する．一見関係なさそうに見える病気同士が地下茎でつながっているため，ドミノ現象のように連鎖反応で病気が増える．身体的疾患がうつ病，睡眠障害，不安障害などの精神的疾患を引き起こし，逆にうつ病が身体的疾患の原因だったというケースもよくある．病気との戦いは，まるでモグラ叩きのようである．

厚生労働省の患者数統計や国民健康・栄養調査，総務省の統計局人口推計，医学界の調査報告などからわかることは，さまざまな病気に罹っている潜在的患者数は日本の総人口約1億2,500万の数倍はいるということである．

〈潜在患者数と治療中の患者数〉

疾患	潜在患者数	治療中の患者数
高血圧症	4,000万人	（治療中の患者 800万人）
歯周病	3,700万人	（治療中の患者 600万人）
高コレステロール血症	3,000万人	（治療中の患者 670万人）
変形性腰椎症	3,790万人	（関節リウマチとして治療中の患者 60万人）
変形性膝関節症	2,530万人	（関節リウマチとして治療中の患者 60万人）
睡眠障害	2,500万人	（治療中の患者 35万人））
糖尿病	2,200万人	（治療中の患者 250万人）
骨粗鬆症	1,300万人	（治療中の患者 200万人）
慢性腎臓病	1,300万人	（透析中の患者 28万人）
排尿障害	800万人	
認知症	300万人	（「要介護」の患者 42万人）

だれもが罹る歯周病がわかりやすい例だろう．歯周病は世界で一番患者の多い感染症である．治療している患者数は600万人だが，15歳以上の歯周病患者数は3,700万人という2005年の歯科疾患実態調査がある．軽い歯周病も加えると8,000万人以上にもなる．些細に見える病気が後で大きな病気を引き起こすことに思い至らない．我々は，どの病気はどの程度の痛みや不自由さであれば我慢できるか判断してしまう傾向がある．日常生活に大きな支障をきたすようになって真剣に治療を考える．潜在的患者数と実際に治療を受けている患者数を比較すると，病気に対する我々の意識が見えてくる．一方で，認知症の

ように，急増する入院患者に対応できずに自宅介護に振り向けようとする行政側の動きもある．

ところが，がん，脳卒中のように生命が脅かされる病気や，喘息や白内障のように生活の質（QOL）が著しく低下するケースでは悠長には構えていられなくなる．それらの病気で実際に治療を受けている患者数を以下に例示した．

〈治療中の患者数〉

悪性新生物疾患	142 万人	胃潰瘍	63 万人
脳血管疾患	137 万人	肝疾患	31 万人
白内障	129 万人	ウイルス肝炎	41 万人
喘息	109 万人	アトピー性皮膚炎	38 万人
気分障害（うつ病など）	105 万人	前立腺肥大	46 万人

これらの病気以外にも，花粉症（1,700 万人），疼痛，更年期障害，さまざまな感染症，皮膚疾患，アレルギー，呼吸器疾患などがある．「健康でありたい」と願っても普通に生きることさえますます難しくなってきた．「病気とどう共存するか」，「どの程度の痛み・苦しみであれば私たちは受け入れられるか」という心の持ち方を問われているのかもしれない．

患者にとって最悪なのは，検査や治療を受けて別の病気に罹ってしまうことである．薬の副作用，輸血，X線，院内感染，手術ミスなど，医原病のリスク要因は多い．治療薬や輸血に伴う医原病はよく知られているが，採血時の注射針による神経損傷で難治性の疼痛になることも少なくない．些細なミスと安易に捉えがちなケースでも，患者にとっては身体的・肉体的に大きな苦痛で医療訴訟の対象になる．CTやMRI検査の造影剤でもショックや腎機能低下がおこりうる．最近，画像診断で大量に照射される放射線によるがん発症リスクが話題になっている．ちなみに，2009 年度の医療訴訟件数は約 800 件で，係争中の訴訟も加えると毎年 3,000 件近くある．内訳は，内科 229 件，外科 165 件，整形・形成外科 124 件，産婦人科 84 件，歯科 71 件である．国内の医師は約 28 万人（看護師約 95 万人）なので，平均すると医師の 100 人に 1 人が訴訟を抱えている換算になる．実際には医療事故を繰り返すリピーター医師が多いの

が大きな要因である．日本医師会は過去3年で3回以上の有償事故をおこしたリピーター医師への指導強化を進めている．しかし，医師会の医師賠償責任保険に加入しているのはわずか約12万人なので，全貌を把握しきれないのが現状である．

　遺伝性の病気もあれば感染性の病気もある．加齢，性差，環境要因（ストレス・食生活・喫煙・飲酒・運動・睡眠・紫外線・放射線など）などはさまざまな病気を作りだす発電所のようなものである．利便性や効率性を追求した結果，我々の健康が害された例は枚挙にいとまがない．人生の1/3～1/4は睡眠時間だが，我々は睡眠をとることの生物学的目的さえも十分に理解していない．昼も夜も明るい生活を楽しめるようになったことで，現代ほど人々が睡眠リズム・生体リズムを壊している時代は歴史上なかった．昔の人は暗くなれば寝て，日の出とともに起床した．睡眠は，成長，美容，糖尿病，うつ病など，多くの生活習慣病と密接に関連している．記憶情報の更新・取捨選択，体力回復，免疫機能の亢進に関係していることも知られている．便利さ，快適さを楽しむ反面，睡眠リズムを壊した生活を続ければ生活習慣病が増えるのは当然である．

　世界中を恐怖に陥れた狂牛病（牛海綿状脳症：BSE）のように，人為的に自然の摂理を乱すことで生じる偶発性の病気もある．18世紀ごろに産業革命で都市部に集中した人口の食糧難を解決すべく，羊肉生産量を高めようと近親交配を繰り返して羊海綿状脳症の羊スクレイピー（かきむしる）を人為的に作りだしてしまった．確かに羊肉生産量は3倍近く向上した．しかし，近親交配を繰り返せば遺伝病のリスクが高まるのは当然である．羊肉を取り除いた残りの骨と肉（肉骨粉）の「有効利用」として考えだしたのが，草食動物である牛に高タンパク飼料の肉骨粉を与えて乳牛の搾乳量を増やすことだった．事実，牛乳生産量は飛躍的に伸びた．異常行動をする羊や牛が見つかれば，酪農家は損をしたくないから，廃棄処分させられる前にすぐに出荷した．このようにしてスクレイピーの肉骨粉に含まれる異常プリオンタンパクが羊から牛へ，さらにはヒト（変異型クロイツフェルト・ヤコブ病：CJD）へと種を越えて感染が連鎖した．近視眼的に品種改良や経済効率を追い求めすぎて，自然の摂理を乱してしまったわけである．

世界人口70億の病気を眺めてみると，たとえば，最も一般的な病気の一つである高血圧症患者は9億7,000万人，肥満症患者4億人以上（2015年予測7億人），糖尿病患者3億8,000万人，うつ病患者3億5,000万人，喘息患者3億人と，急上昇し続けている．中でも糖尿病患者の数は，インド，中国などアジア地区で爆発的に増加している．中国の大気汚染，水質汚染問題は，がん，喘息，気管支炎，免疫疾患患者を確実に増加させる．現在さえよければいいと考えるあまり，将来の社会的・経済的負担に思い至らないようだが，いずれ必ずしっぺ返しが来るのは歴史が証明している．重症の視力障害患者は2億8,400万人，完全に失明した患者は3,900万人もいる．睡眠障害患者も世界人口の約30%といわれるほど多い．さまざまな感染症，がん，アレルギー，高コレステロール血症，変形性膝関節症，骨粗鬆症，更年期障害，精神疾患，認知症，皮膚疾患，眼科疾患，耳鼻咽喉疾患，疼痛などが加われば，患者総数が世界人口を超えるのは明白である．これらのありふれた病気は，種類こそ少ないが，患者集団は数百万人，数千万人，数億人と巨大である．種類が少ないといっても，身近なものだけでも数百種類の病気がある．

　ありふれた病気と対比されるのが，患者数の少ない稀少病である．一般には"オーファン病"，また，その治療薬は"オーファンドラッグ"と呼ばれている．世界の疾病分類に記載されている病気の種類は1万種類を超え，その大半（8,000種類以上）は稀少病である．名前の通り全世界の患者数はわずか数千，数万，数十万人と非常に少ない疾患群である．中には全世界に数百人しかいない遺伝性の病気もある．たとえば，筋ジストロフィーといっても，実際は30種類近いサブタイプがある．そのほとんどは聞いたこともないような病名がつけられている．これだけ多様な病気の中から自分の病名を確定診断できる医師に巡り会えるとしたら，偶然や幸運以外の何物でもない．専門外の医師の多くは稀少病に出会ったとしても見逃してしまい，その結果，患者はあちこちの病院巡りを強いられる．病名がわからずに病院巡りすることほど辛いものはない．また，原因もわからずに同じような薬を処方されても効果は疑わしい．稀少病と診断されて有効な処方薬に巡り会えても，ほとんどの薬は法外なほど高価である．医療費軽減の対象である難病特定疾患に指定されていなければ患者の経済的負担は計り知れないほど大きい．治療を受けるのを躊躇する患者も多

い．2012年時点で特定疾患対象は約130種類で，疾患分類に記載されている稀少病8,000種類のわずか2%しか治療薬がないのが現実である．稀少病に関係する先端医療や生命科学の新発見はメディアに華々しく取り上げられるが，実用化までには気の遠くなるような年月が必要である．

多様な病名は我々を困惑させる．最近患者数が急増している睡眠障害も，90種類ほどに細分化されている．不眠症，過眠症，精神生理性不眠，薬物依存性睡眠障害，概日リズム睡眠障害，睡眠関連呼吸障害（睡眠時無呼吸症候群）などは広く知られている．専門医が適切に診断してくれなければ患者は病名さえ知ることもできずに病院巡りをすることになる．たとえば，女性に多い「膠原病」は，臨床学では「リウマチ性疾患」，免疫学では「自己免疫疾患」，病理組織学では「結合組織疾患」と呼んでいる．代表的な病気だけでも数十の病気群を形成している（5-4節の図14参照）．慢性関節リウマチは10種類以上，結節性多発性動脈炎も10種類，強皮症は5種類といった具合に従来の病気分類の細分化が進行している．遺伝子解析や診断技術の進歩により次々と新しい病気分類・病名がつけられている．製薬企業にとってはビジネスチャンスが到来したといってもよい．新しい適応症を作りだせば正式に売りこめる．サイトカイン，ケモカイン，受容体，イオンチャネル，酵素など病気の地下茎に潜む共通因子を探りだせば，芋蔓式に適応疾患を掘りだせる．仮に多くの病気の集団であるリウマチ患者を対象とした大規模臨床試験で有効性を示せずに開発に失敗しても，病気を細かいセグメントに絞りこめば有効性を示せる．そのためには患者集団を絞りこむためのコンパニオン診断が必須である．新薬開発とコンパニオン診断を同時に行うことが世界の潮流となった．事実，このアプローチで多くの新製品が世界中で生みだされた．

熱帯性の感染症は，人類を脅かす古くて新しい課題である．「顧みられない病気」，「無視された熱帯病」（neglected diseases）が世界中で最近話題になっている．衛生状態の悪い熱帯・亜熱帯地域で蚊やブヨなどの吸血昆虫が介する感染病にフィラリア症がある．リンパ管フィラリア症（象皮病）の患者数は世界83か国に1億2,000万人もいる．象皮症の名の通り，感染者の脚が象のように太くなる．主にアフリカ，アラビア半島，インド，東南アジアなどで広まっている．日本でも，江戸から明治にかけてフィラリア症は見つかっている．

西郷隆盛が陰嚢水腫のため，男性の大切な部分が大きすぎて馬に乗れなかったことは有名である．オンコセルカ症（河川失明症）もフィラリア症の一種で，世界の患者数は3,700万人もいる．川辺で眼や皮膚に寄生したブヨの毒性により，毎年何十万人もの失明者が出ている．戦前の沖縄県では人口の1/3はミクロフィラリア保虫者だったが，1978年にやっと撲滅できた．

　土壌との接触で原虫が体内に入って成長する蠕虫感染症もある．今では忘れ去られているが，ほんの少し前の日本でもよく見られた感染症である．排便のあとで肛門から30 cm近い回虫が出てきたと年寄りが面白おかしく話すのを子供たちが眼を丸くして聞いた回虫症もその一つである．世界中に12億人もの感染者がいる．猫の糞便から感染する鞭虫症患者も世界では8億人もいる．ヒトの糞に含まれる寄生虫の卵を介して感染が広がる鉤虫症感染者数も，世界に7億人以上いる．年配者の多くが耳にした「虫下し」とか十二指腸虫などの寄生虫である．江戸時代には町で集めた人糞を肥船で河川に流したため，感染が広まった．戦前の日本人は保虫者だらけといってもいいほどだった．

　感染症のほんの一部を紹介しただけでも世界人口の4割近くになる．衛生環境さえよくすれば感染症の拡大は防げる．しかしこれらの国は経済的ゆとりがなく，国民も薬を買うお金さえない．医療問題を考える時，国際間の経済格差は避けて通れない課題といえる．

1-2　製薬企業のビジネス展望に必要な手法とは

　製薬企業は表面上，盤石で華やかそうに見える．しかし，各企業とも薄氷を踏むようなリスクと背中合わせで，爪に火を灯すようなビジネスをしているのが現実である．経営を脅かす要因として，①主力製品の特許切れ，②競合品の参入，③薬価削減，④開発後期段階での失敗，⑤新製品不足など，枚挙にいとまがない．新薬承認のための規制当局のハードルはますます高くなり，膨大な研究開発費を投入しても新製品が生まれてこない．米国司法省の発表によれば，メガファーマ上位10社のうち8社が，2009年からの3年間の違法販売で総額1兆1,000億円もの罰金を下されている．時には重篤な副作用のリスクを隠ぺいしてまで売り上げを伸ばそうとする貪欲さも垣間見える．患者の健康

よりも金儲けを優先する企業姿勢が批判されるわけである．企業経営が苦しくなれば吸収合併，予算削減，事業の縮小・売却，工場・研究所の閉鎖，リストラなどを躊躇なく行う．貪欲さに加えて冷酷さや偽善も併せ持っている．このように製薬企業の内情は外部から見る華やかさとは程遠い．何も難しいことをいっているのではなく，外部の人間でも業界や企業の情報を分析すれば的確に判断できる．では，どのように情報を集めて分析すればいいのだろう．

ビジネスの世界では「茹でガエルになるな」という言葉がよく使われる．急激な環境変化には対応できるが，変化が緩慢だと感受性が鈍り，危機的状況に陥ることへの戒めである．人材，組織，企業，社会いずれにもあてはまる言葉である．「茹でガエル」のたとえに科学的裏付けがあるかどうかは疑問だが．昔の日本のように追いつけ追い越せの時代であれば，「隣は何をする人ぞ」のような単純なベンチマーキングも有効だった．しかし，世界経済が混とんとして不透明な状況下では，独自で新しい道を切り開かなければならない．横並びとか護送船団は安堵感を与えるだろうが，実際にはなんの役にも立たない．頼れるのは広い視野に立って「勘」，「ひらめき」を引きだせるだけの研ぎ澄まされた感覚しかない．

2013年1月，グローバル企業のトップが集まる世界経済フォーラム年次総会（ダボス会議）で発表された，「経営者は自信喪失に陥り，疑心暗鬼になり，投資は先送り，事業は縮小」というニュースは，世界中に衝撃を与えた．業種を問わず経営者の多くが長期間にわたる世界経済の低迷，高い失業率，社会不安のリスクに怯えて次の一手が出せないでいる．製薬産業もまさに似た状況下にある．成功しているのはごくごく一部の企業のみで，大半の企業は規模の大小を問わず展望を開けずに焦っている．成功して順風満帆に見える企業といえども，5年，10年先はまったく不透明である．視界不良の状況下で大胆な将来戦略を打ちだせずに堪えているだけである．しかし，革新的技術が生みだされるのもこのような困難な時期である．異質な情報との出会いが境界領域から新しいビジネスチャンスを作りだしてきたことは歴史が証明している．

我々は「偶然と運」に左右される「不確実」な世界で生きていることを忘れてはならない．もっともらしい理屈・論理を並べ立てても失敗する．世界中の研究者や企業が殺到するからといって成功する保証はまったくない．先端科

学・先端医療というともっともらしく響くために，多くの人が惑わされる．きれいごとを並べ立てられると勘ぐりたくなる．1つの技術で問題解決できると思うこと自体が間違いであり，驕りといえよう．モートン・マイヤーズ著『セレンディピティと近代医学—独創，偶然，発見の100年』(中央公論新社，2010)では，「現代医学で重要なブレークスルーの多くは，一見関係ない分野の予期せぬものから生まれている．わずかな予算しかない孤立した研究者や小さなチームの研究であり，幸運，偶然，そして過ちから生まれたものだ．人間側の要因として重要なものは幸運のほかに聡明さである」と明言されている．

　閉塞感に覆われた状況を打破するにはどうすればいいのだろう．旧態依然のやり方を繰り返したところで無駄に体力消耗するだけである．サイロの中に閉じこもっていても嵐は去らないし，苦境も乗り越えられない．八方ふさがりの状況から抜けだすために"フィードフォワード"思考による独自の羅針盤が求められている．フィードバックが過去の原因（入力）による現在のアウトプットからの"戻し作業"であるのに対し，フィードフォワードは未来志向の観点から方策を練る作業である．フィードバックには"負のエネルギー"のイメージが付きまといがちなのに対して，フィードフォワードには"積極的なエネルギー"のイメージがある．しかし，未来の方向性を考えるわけだから，非常に膨大な要因を捉えなければならない．

　ピーター・ドラッカーも著書『ネクスト・ソサエティ—歴史が見たことのない未来がはじまる』(ダイヤモンド社，2002)で，「急激な変化と乱気流の時代にあっては，たんなる対応のうまさでは成功を望みえない．大きな流れを知り，基本に従わなければならない．個々の変化に振り回されてはならない．変化はチャンス．変化を脅威とみるとイノベーションは起こらない．外の世界で起こることを理解しなければならない」といっている．副題「歴史が見たことのない未来がはじまる」は，混迷する今日の経済状況を如実に表している．情報理論の第一法則は「あらゆる中継器が雑音を倍増し，メッセージを半減させる」である．会社組織で見れば，同僚・上司だけでなく，経営トップでさえ雑音の発信源となりうる．うわべだけを取り上げるメディア情報に頼ることほど危険なことはない．大切なことは視野を広げて，自分自身でその情報の源流に辿りつくことである．絶えず考え，情報を更新していくことで感受性を高めな

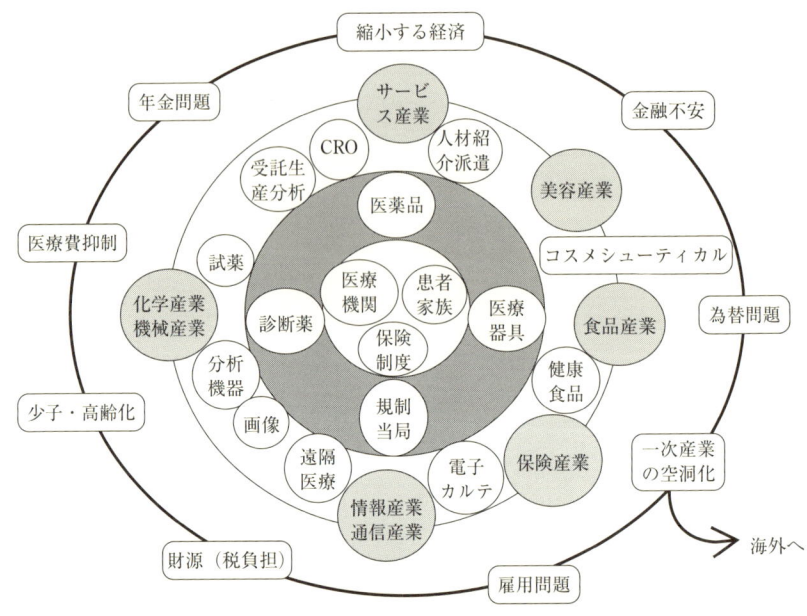

図1　医薬品産業を取り巻くさまざまな要因

ければならない．蜘蛛が毎日ネットを更新するように情報を追加修正していけば，微弱な変化でも捉えられる．

　ドラッカーがいう「大きな流れ」はどうすれば知ることができるのだろう．我々の日常生活は，膨大な情報の海を泳いでいるようなものである．選択肢が多すぎて迷うほどである．判断ミスする最大の要因は，① インプットされる情報の質と偏り（間違い，バイアス），② インプットされる情報量不足，③ 同じ情報でも解析手法でアウトプットは異なる，④ 先入観・思いこみである．今日のようなネット社会では，自分のやりたいことや願望に沿った都合のいい情報ばかりを集めるのは容易である．偏った情報ばかり集めて一見論理的に考えてみたところで必ず失敗する．特定の事象だけに焦点を絞って判断するのもよくない．新しいアイデアが出てもそれを否定する論文や事例はいくらでも集められる．失敗を恐れるあまり行動に出られずに屁理屈をこねるのが上手な人も多い．研究者として不向きな人に多いタイプである．情報不足の状態で結論を出すのは最も危険な行為である．また，同じ情報でも分析手法によっては異

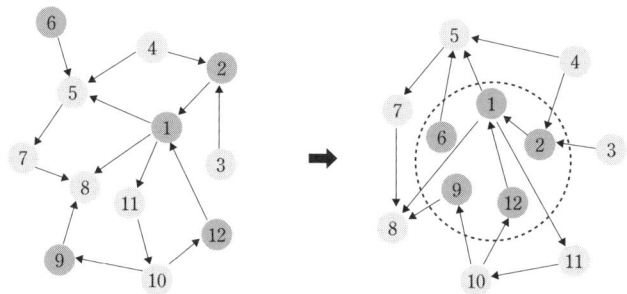

図2　情報をどう整理するかで異なる構図を描ける

同じものでも見方を変えると，違ったものに見える．新しいアイデア・発見はいつも身近にある．うわべ・表面的なことに惑わされないこと，"常識"という先入観は間違いのもとで，まず疑うことが重要である．

なる結果が導きだされる．失敗しないためにはマクロな観点からミクロな課題・要因を絞りこむとよい．ビジネス戦略作りでよく使われている手法である．

　大きな流れを知るには，中核部分（コア）とその周辺部分（バウンダリー）でおこっている事象・情報を総合的に捉えると便利だ．定量性と時間軸の観点から考察することも必要である．一例として，患者と医療を中核部分に置いて周辺部分の要因を並べた**図1**を描いてみた．すべての要因は連結しているので，目的に応じて**図2**のイメージのように構図は変えることができる．この例では，発展途上国における医療費抑制や並行輸入（パラレルインポート：2-5節参照）など，製薬企業がグローバル展開する上で極めて重要な海外の要因が欠けていることに留意する必要がある．バウンダリーでおこる大きな変化は，初期状態では顕在化していないが必ず前兆はあるし，早めに突破口を探しだせる．変化が顕在化・固定化されてからでは突破するための策を練るのも容易ではない．光と音の感覚を失ったヘレン・ケラーが嵐の来る数時間も前から予感したように，将来の医薬品産業像が浮かび上がるはずである．

2 製薬企業を取り巻くさまざまな要因

2-1 国民医療費と医薬品ビジネス

　1-2節の図1で示したように，医薬品ビジネスというミクロな動きを捉えるには，より上位概念である国民医療費から眺めると良い．さらには，世界経済や人口動態といった，さらに上位概念が必要になる．製薬企業に関する本や調査レポートは非常に多い．多くの場合，市場動向（ジェネリック薬，コンシューマー・ヘルス（OTC薬，大衆薬ともいう）），製薬企業のランキング，疾患領域，薬価，主力製品の特許切れといったさまざまなミクロ要因を解説しているだけで，これでは製薬企業の将来像を展望して企業戦略に使うことはできない．知識の寄せ集めではなくどのような選択肢があるか探さなければならない．本節ではいろいろな統計的数字が出てくるが，全体像を理解するために必要な基礎知識である．

　具体例を挙げて考えよう．「世界の国民医療費」の動向から「世界の医薬品総売上高」を眺めた景色を図3に示す．IHS Global Insight（August, 2009）によれば，2011年度の全世界の医療費700兆円が，約10年後の2023年には1,400兆円にまで膨れ上がるといわれている．このうち米国の国民医療費は，2008年の240兆円が2018年には440兆円に倍増する．米国の場合，国内総生産（GDP）に占める国民医療費の割合は，17%から20%にまで急上昇する．医療費が財政危機を招くといわれている所以である．軍事費を必死で削減しているわけである．家計の2割を医療費が占める状況を想像するとわかりやすい．世界保健機関（WHO）によれば，米国における国民医療費は入院治療（hospital care）31%，医師による診療業務（physician/clinical services）21%，医薬品10%，小規模の私立病院（nursing homes）6%，歯科医療4%，在宅医療（home

2-1 国民医療費と医薬品ビジネス　13

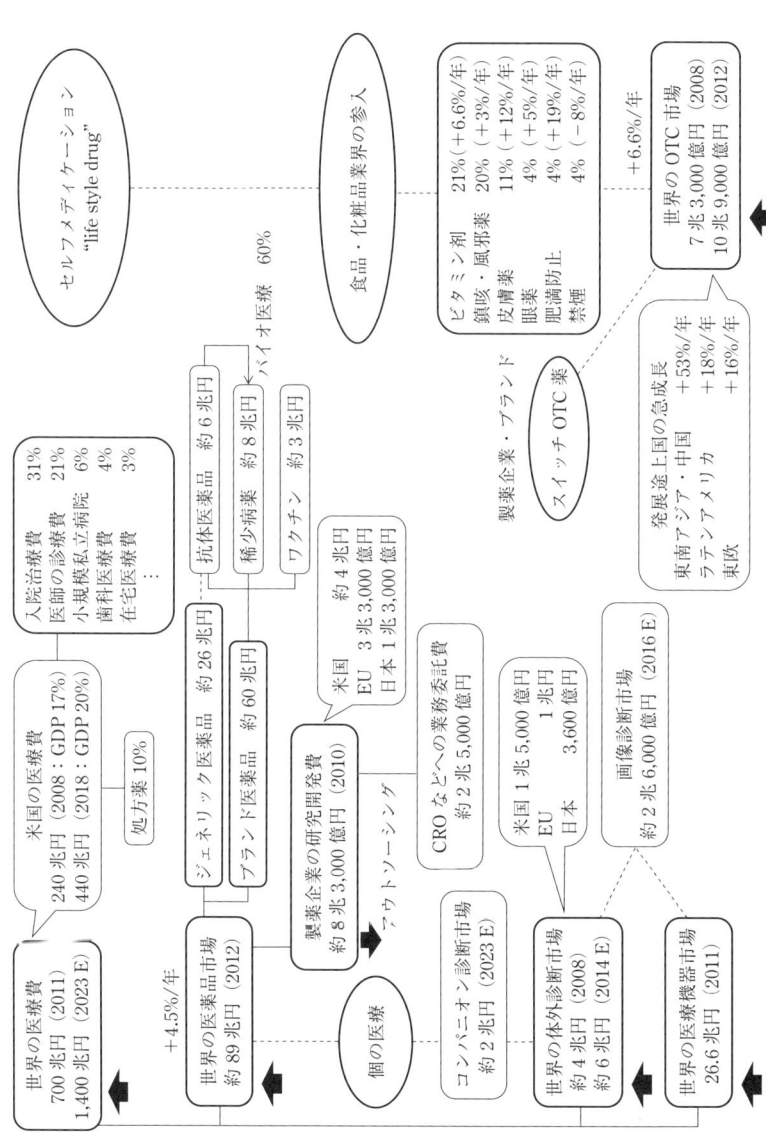

図 3　世界の国民医療費の動向と医薬品関連ビジネスの動向（E：予測）
上向きの矢印は増加傾向，下向きの矢印は減少傾向を示す．

health care) 3%，…，といった具合に分類されている．日本は 2010 年度に 37 兆円を超えたが，先進国 34 か国が加盟している経済開発機構（OECD）の中では第 16 位で，対 GDP 比率も 9.5% である．20 年以上も前の米国の水準である．

　それでは，医療費に占める医薬品の割合はどの程度なのだろうか．IMS Health のデータによれば，世界の医薬品市場は，2012 年の 89 兆円が，2015 年には 108 兆円，2020 年には 132 兆円にまで拡大すると予測されている．2012 年度の世界市場 89 兆円は医療費全体 700 兆円の 12% となる．前述した WHO による米国の国民医療費に占める医薬品の割合 10% ともほぼ整合性がある．医療費全体に占める医薬品の割合が 2010 年度の 12% から 2020 年に 9% まで低下するのは安価なジェネリック薬や OTC 薬が増加するためである．米国の医薬品市場は，2010 年度 31 兆円が 2020 年度 33 兆円と，ほぼ横ばい状態が続く．欧州の医薬品市場は，2010 年度 20 兆円が 2020 年には 19 兆円へと縮小する．このように欧米の医薬品市場が既に飽和状態に達しているのは明らかである．限られたパイをめぐってのゼロサム市場での競争時代に入ったといえる．

　世界の医薬品市場を地域別に眺めると，面白い動きが見える．米国の市場占有率は，2010 年の 36% から 2020 年には 25% に低下する．欧州も 24% から 15% に低下する．先進国市場が頭打ちになる一方で，世界全体の医薬品市場の急拡大を支えるのは発展途上国の "emerging market" である．発展途上国の医薬品市場（世界市場に占める割合）は，2010 年 19 兆円（18%），2015 年 30 兆円（28%），2020 年 49 兆円（37%）と急拡大している．この変化に対応すべくメガファーマの多くは経営戦略の重点を発展途上国に移した．今後数年以内にほとんどのメガファーマは全売上高の 1/4〜1/3 を発展途上国が占めるといわれている．既に全売上高の 1/3 以上を発展途上国が寄与しているメガファーマもある．株主を安心させるために決算報告書で "emerging market" の売上高を強調することも必要である．欧米でリストラした人員や経営資源を発展途上国に集中投資している．ただし，発展途上国における市場拡大のドライバーは安価なジェネリック薬や OTC 薬である．先進国を対象とする高薬価戦略と発展途上国市場の低薬価戦略をどう両立させるかが新しい課題となっ

た．先進国では高収益性の製品が求められ，発展途上国では収益性は落ちるが安価で大量に販売できる製品が求められている．

　医薬品市場の構成から眺めてみることもできる．2012年の医薬品市場89兆円の内訳は，ブランド薬60兆円，ジェネリック薬26兆円，ワクチン3兆円である．2015年に世界市場は108兆円になるといわれているが，増加分29兆円の半分強15兆円は発展途上国が寄与する．ブランド医薬品も12兆円ほど増加するが，主力商品の特許が切れる「2015年問題」で元の60兆円に戻るため，実質成長率はゼロとなる．代わりに安価なジェネリック薬市場が5兆円ほど加わり，ワクチンビジネスも2兆円ほど増加する．この結果，2015年時点ではブランド薬60兆円，ジェネリック薬31兆円，ワクチン5兆円になる．残り12兆円の大半は発展途上国を中心とするコンシューマー・ヘルスということになる．メガファーマの決算報告書をみればわかるように，多くの企業が"emerging market"だけでなくコンシューマー・ヘルス事業も強調している．同時に事業の多様化（diversity：4-5節参照）も強調されだした．不透明な時代における製薬企業のリスク分散である．企業業績が伸びていたほんの4～5年前までは新薬の研究開発に集中するといっていたのが様変わりした．

　それでは，今後どのような疾患の薬が求められるようになるのだろう．疾患領域毎に医薬品市場の動向を眺めればいい．抗がん剤市場は現在の6兆円から8兆円に増加，糖尿病治療薬や呼吸器疾患治療薬（喘息，慢性閉塞性肺疾患（COPD））は3.5兆円が4兆円に微増，高脂血症（脂質異常症）治療薬は4兆円から3兆円に減少，高血圧治療薬などの循環器用薬は3兆円で変化なしと予測されている．先進国の医薬品市場は頭打ちになったとはいえ，抗がん剤やオーファンドラッグ（稀少病薬）市場は拡大し続けている　高薬価・高収益性が期待できる抗体医薬はすべてのメガファーマにとって戦略上不可欠である．一時期話題になった抗体医薬などの類似品（バイオシミラー，バイオジェネリック）が最近トーンダウンしている印象がある．バイオシミラーは製造コストが高いため，低分子薬のようにブランド薬の1/4～1/5の価格で売るわけにはいかない．投資回収に時間がかかりすぎる．事実，ブランド薬の25%の価格で売り出してみたものの失敗した例はいくつもある．どれだけ低価格にすれば最大収益率が得られるかといったビジネスモデルが確立していないからである．

同じ努力をするなら既存製品と差別化した新薬開発に注力しようとするのは自然な流れである．従来品よりも高い薬効が示せれば，ブランド・ニュー製品として高薬価で売り出せるからである．

製薬企業の研究開発費の総額を表1に，研究開発費の伸び率を表2にまとめた．世界の製薬企業の研究開発費は2010年までは着実に伸びてきた．研究開発費の総額8.6兆円が世界の医薬品売上高に占める割合は約10%である．一方，1997年から2011年までの長期間の伸び率で見ると，欧米企業ともに減少傾向にあることが明らかである．この期間は多くのM&Aが行われた時期と重なり，合併に伴う相乗効果としての研究開発費カットも含まれている．しかし，大型製品の特許切れが相次いだ「2010年問題」や各国の薬価抑制策などにより，2011年を境に研究開発費は，米国4兆円，欧州約3.3兆円とわずかに減少に転じた．製薬企業の歴史で初めての出来事で，収益悪化が最大の要因であることは間違いない．

企業別に2010年度と2011年度の研究開発費を比較してみた．当然，その企業の業績予測や開発パイプラインの数と連動して増減している．ファイザーは主力製品「リピトール」の特許が2011年に切れたことで研究開発費は2012年には8,000億円を切った．アストラゼネカも主力製品の特許切れを控え，開発後期段階での失敗が続いたため，2012年は4,200億円にまで低下した．逆に，パイプラインが豊富なノバルティスやロッシュは増加している．

表1　日米欧の製薬企業の研究開発費総額（1ドル＝100円，1ユーロ＝125円）

	2000年（対前年比）	2005年（対前年比）	2010年（対前年比）
米国製薬企業	約2.6兆円	約3.1兆円	約4兆円
欧州製薬企業	約2.2兆円	約2.6兆円	約3.3兆円
日本製薬企業	7,462億円	1兆477億円	1兆2,760億円
総額	約5.5兆円	約6.7兆円	約8.6兆円

表2　欧米製薬企業の研究開発費の伸び率

	1997〜2001年	2002〜2006年	2007〜2011年
米国製薬企業	11.6%	7.7%	2.8%
欧州製薬企業	8.8%	5.8%	1.9%

〈製薬企業の研究開発費〉
	（2010年度）	（2011年度）
ロッシュ	9,000億円 →	8,700億円
ファイザー	9,400億円 →	9,100億円
ノバルティス	9,000億円 →	9,580億円
サノフィ	5,900億円 →	6,240億円
グラクソ・スミスクライン（GSK）	6,090億円 →	6,100億円
メルク	8,120億円 →	8,460億円
アストラゼネカ	5,300億円 →	5,500億円
イーライ・リリー	4,880億円 →	5,000億円
ブリストル・マイヤーズ・スクイブ（BMS）	3,560億円 →	3,800億円

　製薬企業の研究開発費と直結するのが，臨床開発業務受託機関（CRO）などの研究開発業務委託ビジネスである．世界の業務委託ビジネスの規模は2001年1.14兆円，2002年1.27兆円，2003年1.41兆円，2004年1.63兆円，2006年2.14兆円，2007年2.49兆円と着実に伸びてきた．製薬企業のリストラ規模に合わせて急拡大してきたといえる．製薬企業の研究開発業務の約1/3はアウトソーシングされていることになる．製薬企業にとっては30～35%のコストセーブができるからである．業界の給与体系にはこれだけの差があると見ることもできる．

　最近，メガファーマの多くが戦略的パートナーとしてグローバル展開のできるCROを選定して研究開発業務を丸投げしている．ボリューム・ディスカウントが期待できるからである．戦略的パートナーとしてコバンス，PPD，パレキセル，クインタイルズ，アイコン，ケンデル，チャールズリバーといったごく一部の企業のみが選定されている．これらのCROの全世界の市場占有率は，現在の41%が2015年には約50%になるといわれている．彼らも各国の地域型中小CROと提携することでさらなるコスト削減を模索している．より低賃金の労働力を求めた動きといえる．乾いた雑布を絞るかのような，さらなるコスト削減のためである．研究開発だけでなく生産までの業務受託は"contract research and manufacturing services"（CRAMS）と呼ばれている．米国におけ

る医薬品製造のアウトソーシングビジネスは，年間成長率 10〜12% と非常に高い．もちろん「派遣 MR（医薬情報担当者）」ビジネスも伸びている．製薬企業はすべての業務を外注して自分自身は何をやるのだろうと首をひねってしまう時がある．いくつかのニュース記事を紹介する．

〈製薬企業の戦略的提携〉
・サノフィとコバンスの戦略的提携： サノフィが欧州研究所（英国，フランス）を閉鎖するにあたり，コバンスに従業員の雇用付きで売却．サノフィは探索研究，化学，安全性研究などの業務を 10 年間にわたって，総額 2,200 億円をコバンスに外注．
・イーライ・リリーとコバンスの戦略的提携： リリーの安全性研究所をコバンスに売却する際，10 年間にわたって総額 1,600 億円をコバンスに外注．2009 年には提携をさらに強化すべく，生物学的製剤の開発業務をすべて委託．
・GSK は戦略的パートナーとしてパレキセルと PPD の 2 社を選択．
・ファイザーは戦略的パートナーとしてパレキセルとアイコンの 2 社を選択．

それでは，ジェネリック薬の将来は明るいのだろうか．米国における処方箋の数だけを見ればジェネリック薬は 8 割もあるが，売上高で見ると医薬品市場全体の 1/4 にすぎない．逆にいうと，ブランド医薬品は処方箋の 2 割で医薬品市場の 3/4 を占めていることになる．2012 年度には年間売上高 3 兆 1,500 億円にものぼる 40 種類以上のブランド薬の特許が切れてジェネリック薬に切り替わった．世界のジェネリック薬メーカーにとって"豊作の年"だったといえる．2013 年度は半減するとはいえ，1 兆 5,300 億円のブランド薬特許が切れる．このような状況だからジェネリック薬"業界"としては着実に伸びるだろう．しかし個々の企業にとってはどうだろう．多くの人はジェネリック薬ビジネスが大きく利益を生みだす仕組みを理解していない．

ジェネリック薬メーカーにとって最も魅力的なことは，特許が切れた時に"最初に販売"するポジションをとることである．米国のルールでは，最初に参入したジェネリック薬メーカーは，他社の参入を半年間阻止して独占販売できる．ジェネリック薬としてのブランド化も浸透できる．だからこそ特許切れ

と同時に一番乗りを目指す．そのためには，特許が切れる前からブランド薬メーカーと手を握る．ブランド薬メーカーには，世界市場で活躍できる企業でなければ相手にしない．残念ながら日本のジェネリック薬メーカーには荷が重すぎる．最近ではあまりにも多くの特許切れのバブル状態が続いたため，従来のように単独で製造販売するのではなく 5 社，6 社で連合軍を組み始めた．当然，1 社あたりの利益は薄まる．

　世界各国で進行している医療費削減は，ジェネリック薬にも大きな影響を与えている．開発リスクのないビジネスだけに，業界内の価格競争に加えて，ブランド品よりも大幅な薬価カットを迫られるからである．製品差別化も容易ではない．海外ではジェネリック薬価格の伸び率は消費者物価指数以下なので，経営実態は厳しい．このため，世界最大のジェネリック薬メーカーである TEVA でさえも大規模リストラに踏み切った．ガラパゴス化している日本のジェネリック薬市場と海外市場の動向は，天と地ほど異なる．江戸幕府が鎖国している間に世界では大国が海外進出していた状況と酷似しており，突然の黒船到来で慌てたという歴史が想起される．

　ジェネリック薬のもう一つのメリットは，ブランド薬と同じラベルが添付されていれば，万が一副作用が生じた時でも訴訟されないことであった．しかし最近，米国では最高裁判決に従って，米国食品医薬品局（Food and Drug Administration：FDA）はジェネリック薬のラベルがブランド薬と異なった場合の副作用は訴訟対象となるという方向に動きだした．ブランド薬メーカーは規制当局と直接相談してラベル変更を自由に行えるので，ジェネリック薬メーカーにとって訴訟リスクが増したことだけは確かである．抗がん剤など安全性が懸念される薬の場合，安く作ればいいという発想からの転換も必要になった．

　製薬業界が喘いでいる一方で，医療機器・用具（medical device）業界は，2011 年の全世界の売上高は 26.6 兆億円で，2016 年 34 兆円，2018 年 44 兆円にまで急拡大するといわれている．医療用具は非常に幅広いカテゴリーで，CT/MRI といった高額機器から，画像解析装置，歯科・眼科医療機器，透析装置，介護・福祉用具，心臓血管ステント・カテーテル，メス，ピンセット，注射針といったものまで数千種類の製品が含まれる．メガファーマでこの領域に参入

しているのはジョンソン&ジョンソン（J&J）やアボットくらいで，ほとんどはゼネラル・エレクトリック（GE），シーメンス，日本では日立・東芝など製薬業界とは別の業種が主要メーカーである．多様化に対応すべく，自社生産から相手先商標製造，すなわち OEM（original equipment manufacturers）供給に頼るようになった．世界全体で医療機器・用具のアウトソース額を見ると，2011年時点で3兆3,600億円もあった．このアウトソーシングビジネスの47.3%は米国である．OEM 生産にすれば自社生産よりも10〜30%コスト削減できるからである．今後，中国やインドなど労働力の安い国での OEM 生産に移ることは確実といわれている．

このように，国民医療費から見た製薬産業とそれに関連する業界は複雑に連動している．本節で触れなかった各国の薬価抑制の動き，コンパニオン診断，コンシューマー・ヘルス，セルフメディケーションなどについても逐次説明していく．

2-2 世界的な薬価抑制のうねり

最初に，この数年間に行われた薬価カットのニュースをいくつか紹介する．世界各国でおこっている薬価抑制のすさまじさが製薬企業に対する大きな圧力となっているのがわかる．国ごとに異なる薬価抑制策を大別すると，

① 先進国： 高額薬価の妥当性を裏付ける根拠の必要性が増大．「費用対効果」（cost effectiveness），「価値に基づいた価格設定制度」（value-based-pricing：VBP）．

② 発展途上国： 経済状況に合わせた価格決定への圧力．

③ 特許で守られている高額ブランド薬を自国のジェネリック薬メーカーに安価に作らせることができる強制免許（コンパルソリー・ライセンス）．

④ 国際間の薬価差： 並行輸入（パラレルインポート）の阻止．

⑤ 既存薬との直接比較効果研究（コンパラティブ・エフェクティブネス）．

などである．耳慣れない言葉だが，いずれもメガファーマにとっては経営を揺るがしかねない重要課題である．

〈薬価抑制状況〉
・2010年6月（フランス）： ジェネリック薬の薬価を 12.5% カット．
・2010年7月（イタリア）： 2007 年から政府が行ってきた "Pay for Performance" プログラムに基づき，高額医薬品の "価値" で価格交渉を開始．当初は 20〜30% カットだが，最終的には 30〜40% カット．
・2010年9月（ギリシャ）： 4,000 品目の医薬品の薬価を 20〜25% カット．
・2011年8月（中国）： 3月に 162 品目の薬価 21% カットに引き続き，82 品目で 14% のカットを追加．これにより年間薬剤費 1,550 億円をセーブ．
・2011年10月（スイス）： 加齢黄斑変性治療薬「ルセンティス」（ノバルティス）の薬価を 30% カット．
・2012年5月（英国）： 加齢黄斑変性治療薬「ルセンティス」（ノバルティス）の薬価を 30% カット．
・2012年6月（中国）： インドのコンパルソリー・ライセンスと同様に，特許で守られている医薬品のコピーを安価に製造するために特許法改正．
・2012年9月（中国）： 抗がん剤，免疫抑制剤，血液製剤など 95 品目の薬価を 17% カット．
・2012年5月（オーストラリア）： 200 種類のブランド薬の薬価を 11〜77% カット．がん治療に伴う嘔吐防止薬「ゾフラン」（GSK）77%，抗がん剤「エロキサチン」（サノフィ）51%，抗うつ薬「シプラレックス」（ルンドベック）37%，抗がん剤「ドキシル」（J&J）32.97%，消炎鎮痛剤「モービック」（ベーリンガー・インゲルハイム）23.62% など．さらに 8月には価格カット対象薬をブランド薬 1,000 品目（処方薬の 60%）に拡大．
・2012年9月（インド）： ジェネリック薬 348 品目（インドにおける全医薬品の 30%）を平均 11%，最大 75% カット．特許で守られているバイエルの抗がん剤「ネクサバール」55 万円は国内のジェネリック薬メーカーに強制免許を与えて 17,200 円で販売させる．ノバルティスの抗がん剤「グリベック」，ロッシュの抗がん剤「タルセバ」なども対象．
・2013年： オランダはポンペ病治療薬「ミオザイム」（サノフィ）を，アイルランドは嚢胞性線維症治療薬「カリデコ」（ベルテックス）の大幅値下げを強制．アイルランド政府によれば「カリデコ」は費用対効果を示すことができなかった．値下げ幅の詳細は開示しないという条件で，ベルテックスが大幅値下げを受け入れたことですぐに承認された．

欧州では，ハンター症候群治療薬「エラプレース」（シャイアー）や急性骨髄性白血病治療薬「セプレン」（エピセプト）などの高額医薬品の使用が著しく制限された．これら一連の動きに対して GSK の CEO の Sir Andrew Witty は，「ギリシャで 10% 薬価を下げるとギリシャ全体では約 370 億円，欧州全体では約 1,000 億円，全世界では約 2,700 億円も下がる」と，行きすぎた薬剤費削減に警鐘を鳴らした．年間売上高 4 兆円を超える企業にとっても 2,700 億円以上もの減益は大きなダメージである．事実，アストラゼネカ，ノバルティス，サノフィなどの欧州における利益率は急速に低下しつつある．ノバルティスの欧州における 2011 年度売上高は 16% 伸びたものの純利益は −7% となり，米国で 2,000 人のリストラに踏み切った．アストラゼネカの状況はもっと厳しく，欧州における 2011 年度売上高は −2% で，純利益は −11% であった．2007 年より 21,600 人のリストラを行ってきたが，新たに欧州で 7,000 人の人員カットを追加した．

米国でも高価な抗がん剤に対する圧力は強まっている．2012 年に承認された抗がん剤 12 品目のうち 11 品目は年間薬剤費が 1,000 万円以上であった．サノフィが発売した転移性大腸がん治療薬「ザルトラップ」は月額薬剤費 110 万円で，ロッシュの大腸がん治療薬「アバスチン」の 2 倍以上であった．しかも副作用は「アバスチン」よりも多い．いくつかの病院やがんセンターが「ザルトラップ」を使用リストから外す決定をしたことで，サノフィはあわてて即座に半額にすると発表した．このように，既存薬と比較して明確な価値を示すデータを求める動きが広がりつつある．

2-3 英国国立医療保険研究所（NICE）

NICE（National Institute for Health and Clinical Excellence）は承認された新薬の価格が薬効などと比較して妥当かどうかを査定する機関で，1999 年に設立された．2013 年 4 月に National Institute for Health and Care Excellence に名称変更．いつも厳しい薬価査定をするため，製薬企業にとって煙たい存在である．たとえば，最近承認された抗がん剤の 6 割以上が，高価すぎるという理由で保険償還を拒否されている．製薬企業にとっては，保険償還されなければ自

費で薬を購入できる人は非常に限られるので，拒否されると宝の持ち腐れになる．時には保険償還を拒否された新薬の恩恵をこうむることができない患者や医師からも批判を受けることもある．英国の 2005 年度の処方薬市場は約 1 兆 6,000 億円で，1 兆 2,000 億円がブランド薬，ジェネリック薬はわずか 4,000 億円しかない．世界の医薬品市場における英国の占有率は約 3%（世界第 10 位）しかないにもかかわらず，NICE の決定にメガファーマが右往左往するのはなぜだろう．市場規模は小さいが，日本，カナダ，フランス，イタリア，スイスなど，多くの国が英国の薬価を参考にしているからである．大まかにいうと，世界の医薬品市場の 25% を占める国々が英国の薬価に影響されているわけである．ここで厳しい薬価算定をされるとその影響は全世界の市場に及ぶため，製薬企業にとって NICE 承認は非常に重要である．薬価償還の是非に関する評価結果の一例を表 3 に示した．拒否した理由のほとんどは，「高すぎる」，「費用対効果が示せていない」という主張である．

〈NICE による薬価償還評価〉
- 2008 年 8 月： 大腸がん治療薬「アバスチン」（ロッシュ），「ネクサバール」（バイエル），腎臓がん治療薬「スーテント」（ファイザー），進行性腎細胞がん治療薬「トーリセル」（ファイザー）は患者の寿命を数か月延命できるが "not cost effective".
- 2008 年 8 月： 転移性大腸がん治療薬「アービタックス」（BMS）は "too expensive".
- 2009 年 3 月： 乳がん治療薬「タイバーブ」（GSK）は "not cost effective". 既存の治療法と比べて乳がん後期患者への臨床効果に疑問.
- 2013 年 1 月： 世界で最も高額なオーファンドラッグ（稀少病薬）にリメトにされている発作性夜間ヘモグロビン尿症治療薬「ソリリス」（アレクシオン）の保険償還を拒否．従来，NICE は比較的患者数の多い治療薬を対象に査定してきたが，今回の決定はオーファンドラッグも例外ではないという最初のケースとなった．

もちろん，価格交渉次第で保険償還リストに掲載承認されたケースもある．ファイザーの「スーテント」は 2008 年に "NO" の決定が出されたが，費用対

表3 NICEによる新薬の保険償還の是非に関する評価結果

薬剤 (一般名)	適応症	企業	年間薬剤費 (万円)	NICE 評価結果
ビザータ (アザシチジン)	骨髄異形成症候群	セルジーン	450	NO
アバスチン (ベバシズマブ)	非小細胞肺がん	ロッシュ	220	NO
アービタックス (セツキシマブ)	転移性大腸がん	イムクローン	300	NO
スプリセル (ダサチニブ)	慢性骨髄性白血病	BMS	300	NO
イレッサ (ゲフィチニブ)	非小細胞肺がん	アストラゼネカ	300	NO
タイケルブ (ラパチニブ)	HER2過剰発現乳がん	GSK	190	NO
ネクサバール (ソラフェニブ)	進行性腎細胞がん	バイエル	270	NO
トーリセル (テムシロリムス)	進行性腎細胞がん	ファイザー	270	NO
グリベック (イマチニブ)	慢性骨髄性白血病	ノバルティス	320〜980	YES
ハーセプチン (トラスツズマブ)	HER2過剰発現乳がん	ロッシュ	600	YES
レブラミド (レナリドミド)	多発性骨髄腫	セルジーン	600	YES
リツキサン (リツキシマブ)	非ホジキンリンパ腫	ロッシュ	200 (6か月)	YES
スーテント (スニチニブ)	腎臓がん	ファイザー	380	YES
タルセバ (エルロチニブ)	非小細胞肺がん	ロッシュ	420	YES
ベルケイド (ボルテゾミブ)	多発性骨髄腫	武田	200 (1コース)	YES

BMS：ブリマトル・マイヤーズ・スクイブ, GSK：グラクソ・スミスクライン.

効果を高めるために最初の治療コース分を無償提供すると提示したことで，翌2009年に"YES"となった．皮膚がん治療薬の「ゼルボラフ」(ロッシュ)と「エルボイ」(BMS)も2011年11月に保険償還を拒否されたが，翌2012年11

月には NICE が承認した．価格交渉で製薬企業側が非公開を前提に大幅値下げをしたからである．米国価格の 45% まで譲歩したといわれている．NICE の過去の経緯を見ると，どうも年間薬剤費 300 万〜500 万円あたりが上限のようである．

　面白いのは，世界で最も売られている「アバスチン」をめぐるロッシュと NICE のバトルである．2008 年に保険償還を拒否されたのち，ロッシュ側は多剤併用薬も含めて初年度の年間薬剤費を約 300 万円に固定する提案を出した．NICE のレスポンスは「確かに生存期間を延長するが，高すぎる」というものであった．2010 年にも「cost effective でない」という理由で 2 度目の拒否をした．2012 年には乳がん治療薬としてのリストから削除し，2013 年には子宮がんの適応症についても拒否した．

　2009 年の医学専門誌 *The Lancet* に記載された論文によれば，NICE は新しい薬価設定制度を設けようとしている (*The Lancet*, **373**：1326-1327, 2009)．国民保健サービスの一環として，2014 年から現在の「医薬品価格規制制度」(PPRS) から「価値に基づいた価格設定制度」(VBP) に移す計画である．NICE が行おうとしている「生活の質調整」(quality-adjusted life years：QALYs) に基づいた薬価設定の骨子は，① 最初に大幅に値引きした価格で発売し，② その後の臨床試験で薬の "value" が証明できれば値引き前の元の値段に戻す交渉を再開できるというものである．これに対して英国製薬工業協会は 2010 年に「NICE は薬価を設定すべきでない」と反論している．QALYs は服薬後の重症度の軽減や，職場復帰による医療経済的観点などを考慮していないという主張だが，どうも製薬会社の反論もインパクトに欠けている．いずれにしても，高額医薬品に対する圧力が強まることだけは確かである．

2-4　究極の薬価抑制：コンパルソリー・ライセンス（強制免許）

　コンパルソリー・ライセンス（compulsory license：強制免許）という言葉を初めて耳にする人も多いだろう．中国やインドなどの発展途上国が自国の経済状況に見合った低価格で医薬品を発売するために，国内ジェネリック薬メーカーに強制的にコピー商品を作らせる手法である．もちろん，メガファーマな

どが欧米価格よりも安価に提供すれば強制免許は実施されない．特許で保護されている新薬といえども例外ではない．本来，国際貿易においては「知的所有権の貿易関連の側面に関する協定」(The Agreement on Trade Related Aspects in Intellectual Property Rights：TRIPS) により，模倣・コピー品を作らないという紳士協定がある．それゆえに研究開発の成果を保護するための特許制度がある．コンパルソリー・ライセンスはその根幹を揺るがすような事態といえる．

では，発展途上国ではどの程度価格を下げさせられるのだろう．インドなどでは特許で守られている新薬の場合，通常，先進国における価格の 1/4 が一つの目安といえる．最近コンパルソリー・ライセンスの対象となったバイエルの進行性腎細胞がん治療薬「ネクサバール」のケースを紹介する．当時，バイエルは欧米では月額薬剤費 55 万円で発売していた．インド国内で発売するために政府との価格交渉で月額 57,200 円まで下げることを提示した．しかし，互いが主張する価格には大幅な隔たりがあり，交渉は暗礁に乗り上げた．その結果，インド政府は自国のジェネリック薬メーカー Natco Pharma に強制免許を与えた．先進国の価格の 3% の 17,300 円で発売するというショッキングなニュースは，世界中を駆け巡った．バイエルの特許は有効なので 6% の特許使用料が払われるが，価格が 3% での売上高に対する 6% なので，限りなくゼロに近い．

2012 年 4 月，インドの大手ジェネリック薬メーカー Cipla はすべての抗がん剤価格を 75% カットすると発表した．バイエルの「ネクサバール」が競合するジェネリック薬メーカー Natco に強制免許が与えられたことが背景にある．強制免許が発表された 1 週間後にすべての抗がん剤 75% カットを発表した．Cipla は既に「ネクサバール」のジェネリック薬を発売しており，バイエルと法的係争していたところであった．「ネクサバール」が先進国の価格の 3% で発売されると，インドにおける抗がん剤市場は大きく変貌する．Cipla の値下げ発表により，わずか 1 日で価格は 52,300 円から一挙に 12,800 円に下がった．同時にアストラゼネカの肺がん治療薬「イレッサ」は 60%，脳腫瘍治療薬「テモゾロミド」は 75% も下がった．Cipla は特許で保護されていない発展途上国にもこの値段で売り出す．

ノバルティスのドル箱製品「グリベック」も，インドで面白い戦いを強いら

れている．「グリベック」のジェネリック薬価格は先進国の約 1/50 に下がった．ノバルティスは「グリベック」を死守しようと，① 95% の患者（16,000人）には無料で「グリベック」を提供する，② 残り 5% の患者に対しては保険償還も含めて惜しみない援助をするといった対応をした．しかし，2013 年 4 月 1 日の最高裁判決で「グリベック」特許が排除されたことでノバルティスは敗訴した．ロッシュの「タルセバ」も長年にわたる法廷闘争で敗訴して，Cipla は 1 か月分 30 錠を 45,900 円から 18,200 円に下げて売り出した．

ちなみに日本における抗がん剤の月額費用は，「グリベック」33 万円，「タシグナ」55 万円，「スプリセル」55 万円，「スーテント」48 万～96 万円，「レミケード」18 万円（2 か月間隔，年 6 回）である．自己負担率は，低所得者であれば 3.5 万円，一般所得者で 8 万円，高額所得者は 15 万円の上限があるものの，一般庶民には大きな負担である．2009 年 11 月 16 日，「白血病殺人―高額特効薬使用：犯行の母"治療薬に金"」という痛ましい新聞記事があった．白血病の長女（当時 53 歳）を乳がんの母親（77 歳）が殺害した事件である．長女は慢性骨髄性白血病（CML）に罹り，高額な「グリベック」を使っていた．1 錠 3,200 円の「グリベック」を 1 日 1～6 錠，体調に合わせて服用．母親も同年 4 月に乳がんの手術をしたため，「治療費は 2 人で毎月 25 万円」かかった．数千万円あった貯金も取り崩したあげくの犯行であった．

2011 年 1 月 17 日の読売新聞には，CML と診断された患者が抗がん剤「グリベック」を飲み始め，高額医療制度の適応を受けても月額 8 万円の自己負担に苦しむ経緯が記載されている．患者はローン負担に耐えかねて持ち家を売却しても病院への支払いが滞りがちになり，自殺未遂までした．切除不能の大腸がん患者の場合，標準治療の「ベバシズマブ」と FOLFOX（5-FU＋LV＋オキサリプラチン）併用療法を外来で月 2 回受けると，薬代，検査料・処置料で総額 1 か月約 66 万円，1 回の自己負担額は約 10 万円になる．確かに，患者・家族の経済的負担を低減するための難病医療費支援制度や高額療養費制度などがある．しかし，後から戻るとはいえ毎月 2 回，計 20 万円を支払うのは大変である．2009 年に日本医療政策機構が実施した「1600 人のがん患者意識調査」でも，7 割の患者が治療費の負担が大きいと訴えている．難病に苦しむ患者の中には，「お金の切れ目が命の切れ目」と感じる人も多いのではないだろうか．

ノバルティスはインドでは 95% の患者に無料提供し，ジェネリック薬メーカーは 3.43% という激安価格でもビジネスが成立しているという事実をどう考えればいいのだろう．仮に 25 万円の 5% とすれば薬剤費は月額 12,500 円で，これらの痛ましい事件はおこらなかったはずである．メガファーマの高額医薬品での儲けぶりを如実に物語っているといえよう．

コンパルソリー・ライセンスの動きは，世界第 3 位の医薬品市場の中国でもおこっている．これに呼応するかのように他の発展途上国も薬価抑制に向けて活発に動きだした．抗 HIV/AIDS 薬の価格崩壊もすさまじい．米国では患者 1 人あたり約 100 万円もする薬が，タイでは 35,200 円，ケニア 29,200 円，カメルーン 27,700 円まで暴落している．しかも，多くの低価格製品がアフリカやアジアの発展途上国に輸出され始めた．ブランド品でここまで価格を下げられると，一般のジェネリック薬メーカーは苦しい戦いを強いられる．

このような背景から，メガファーマの発展途上国戦略は薬価対策と販売網の拡充に集中している．メガファーマは単独進出よりも現地企業との提携を加速させている．現地企業と提携することでコンパルソリー・ライセンスのリスクを避ける意図が見られる．

〈メガファーマの発展途上国戦略〉
- 2008 年： ノバルティスと USV（インド），糖尿病治療薬「ガルバス」で共同販売（欧米価格の 20%）．
- 2008 年： メルクと Sun Pharma（インド），糖尿病治療薬「ジャヌビア」販売のための合弁会社設立（欧米価格の 20%）．
- 2009 年： GSK とドクター・レディーズ・ラボラトリー（インド），100 種類以上のジェネリック薬をアフリカ，中東，アジア太平洋地区，ラテンアメリカ向けに共同販売．
- 2009 年： ファイザーと Aurobindo（インド），ジェネリック薬を欧米向けに共同販売．
- 2012 年： ファイザーと Hisun（中国），特許切れ製品を中国および全世界で販売するための合弁会社 Hisun-Pfizer Pharmaceuticals を設立．
- 2012 年： ロッシュと Emcure（インド），乳がん治療薬「ハーセプチン」の共同生産．インドおよび発展途上国で共同販売．

発展途上国の薬価抑制の動きにメガファーマが神経をとがらせるのは，市場規模が急拡大しているからである．米国と日本の順位は変わらないが，中国は2008年度の第5位が，2013年には第3位にまで躍進している．日本を追い越すのは時間の問題である．一方で，フランスは第3位から第5位に，英国は第7位から第10位にまで後退した．かろうじて順位を保っているのは第4位のドイツ，第6位のイタリアや第9位のカナダなどである．ブラジルはカナダ，英国といった先進国を追い越して第8位になった．フランスやイタリアもすぐに追い抜かれるであろう．また，第11位のロシアや第13位のインドなどのBRICs諸国も世界の上位に入ってきた．2015年には中国は第3位，ブラジル第6位，インド第8位，ロシア第10位になると予想されている．メガファーマにとって全売上高の30%近くを占める発展途上国の戦略は極めて重要である．新薬，ジェネリック薬を問わず，先進国では考えられないような低価格でも対応できるビジネスモデルを構築しなければならない．

2-5　薬価差を利用したパラレルインポート（並行輸入）

　医薬品価格が国際間で大幅に差があれば，それを利用した並行輸入（パラレルトレード，パラレルインポート）の問題が生じる．スペインやギリシャなどで購入した安価な薬をより高い薬価の英国やドイツ，フランスで売れば大きな差益が生まれる．たとえば世界で最も売れていた高脂血症（脂質異常症）治療薬「リピトール」の特許が切れる前の価格を比較すると，米国125ドル＞オランダ63ドル＞フランス53ドル＞ドイツ48ドル＞英国40ドル＞カナダ33ドルと4倍近い開きがある．抗潰瘍薬「ネキシウム」は，スペインでは3,600円だが米国で42,400円と12倍もの差があった．安売り競争にインドが加わったことで，差はさらに大きくなる．事実，この並行輸入ビジネスで年商500億円近く売り上げているドイツの卸業者もある．欧州各国における並行輸入はドイツが圧倒的に多く，総売上高の61%を占めている．次いで英国とオランダが12%，デンマーク6%，スウェーデン5%，アイルランド3%，…，となっている．

　GSKが並行輸入を阻止しようとした一連の動きを一例として紹介する．

GSK だけでなくほとんどのメガファーマも並行輸入では頭を抱えている．国際展開している日本企業もこの解決法のない難問を突き付けられている．先進国では白色の錠剤として発売している薬を，HIV/AIDS が蔓延しているアフリカ向けには錠剤を赤色でコーティングして区別し，販売している．同じ成分で同じ用量の薬を色分けしたことの背景には，アフリカ各国の経済的事情を考慮して非常に低価格で供給していた薬が大量に英国国内に再輸入されて販売されていたといういきさつがある．慈善行為を悪用して膨大な利益をむさぼる並行輸入を阻止するのが目的であるが，GSK はこの点についてコメントしていない．1998 年にはスペインの卸売業者が国外に高価格で輸出するのを阻止しようとしたが，2001 年に公正な企業間競争を阻害すると指摘されて失敗した．この結果，10 年以上にわたる裁判が始まった．2009 年の裁判では二重価格による企業収益性の損失も考慮した"pricing policy"を精査すべきと GSK の主張に配慮した判定がなされた．しかし今もって決着はついていない．2001 年には並行輸入で儲けているギリシャの卸業者に対して薬の供給制限という行動に打って出たが，2008 年に公正取引法違反との裁判所判定が出た．通常取引量までは制限してはならないということである．

　ところが，2013 年になって経済危機で喘ぐギリシャは，医療制度そのものの危機に直面している．低薬価＆低収益性に加えて請求未払いという理由で，50 社以上の製薬企業が数百種類に及ぶ医薬品供給を止めてしまったからである．国民の生命を人質にとられた形だが，利益を無視した経済活動ができないのも当然なので，ギリシャ政府にとってはジレンマである．もちろん，製薬企業が並行輸入で儲けている卸業者をターゲットにしている背景もあろう．医薬品供給の栓を 90% 以上も絞られたギリシャ国民はパニック状況に置かれている．緊急避難としてスイス赤十字が主要な薬だけは供給しているが，まるで難民キャンプ支援のようである．

　患者がより安価な薬を求めてオンラインで個人輸入するのは自然な流れである．米国では 100 万人以上の個人が年間 2,000 億円以上をカナダから個人輸入している．米国の法律ではオンラインによる医薬品輸入は原則禁止されているが，患者自身が使用するのであれば 3 か月分までは輸入が黙認されている．ほとんどの人は 2008 年の米国大統領選挙で大きな議論となった医療保険制度改

革の提案を忘れているようである．国民皆保険制度はオバマ政権で実現したが，オバマ，マケイン両候補ともに主張していた"医薬品の再輸入を合法化する"政策は製薬業界の強力なロビー活動（利権を守るための政治活動）により葬り去られた．両者とも，「米国国民は世界中で最も高額の処方薬を使わされている．海外から70%以上も安価な薬を再輸入できるようにすれば，今後10年間で米国国民は8兆円，政府は1.9兆円をセーブできる」と主張していたはずである．2009年12月の上院はこの提案は51票対48票の僅差で否決した．FDAも安全性の懸念から並行輸入に対しては否定的な意見を示した．この並行輸入問題はブッシュ大統領の時代にも議題になったが，製薬業界のロビー活動によりいつも上院で否決された経緯があった．

　米国の法律では，行政が製薬企業に直接働きかけて薬価の値引き交渉をすることは禁じられている．そのために安価な薬をカナダから輸入することが合法化されると製薬企業にとっては甚大な損失になるのは明らかだった．これらの動きに危機感を抱いた米国研究製薬工業協会（PhRMA）はオバマ政権と交渉して，「PhRMAは今後10年間で総額8兆円の医療費削減に貢献する．そのかわり政府はこれ以上の薬価カットの動きはしない」という条件で妥協した．しかし，「製薬企業の利益を守るために米国民を犠牲にした」という批判が殺到したことでPhRMA会長は辞任に追いこまれた．この交渉過程でバイオ医薬の独占販売期間を12年間に延長する収穫を得た．いくらバイオ医薬の製造コストが高いといっても，市場独占期間12年は低分子化合物の5年間，オーファンドラッグの10年間と比べても非常に長い．アムジェン，ジェネンテックなどのバイオ企業によるロビー活動が功を奏したといえる．加えて国民皆保険制度による医薬品需要の伸びによる市場拡大が期待できるため，製薬業界にとって8兆円の負担は回収可能であろう．国民不在での行政と産業界の妥協の産物といわれるのも一理ある．

2-6　コンパラティブ・エフェクティブネス（比較効果研究）

　ほとんどの人にとってコンパラティブ・エフェクティブネス（comparative effectiveness research：CER）という言葉は耳慣れないだろう．"比較効果研

究"と訳される．急速に拡大する医療費の中で医療の質を向上させるためにオバマ政権が 2009 年に 1,100 億円の予算で実施したプログラムである．① 有効性，② 患者・社会にとってのベネフィット，③ 副作用などの有害事象，④ 代案という4つの観点から，特定疾患毎に既存の医薬品，医療器具，診断，外科手術などを比較評価して医療現場に"根拠"を提供するというものである．古代ギリシャ時代のヒポクラテスから受け継がれてきた「根拠に基づく医療」（evidence-based-medicine：EBM）に加えて「医療経済学」（pharmacoeconomics）が加わったことで，"医薬経済学的手法による医療技術評価"と位置づけるのがよい．2-3 節で紹介した英国 NICE の「価値に基づいた価格設定制度」（VBP）の米国版ともいえよう．

CER に引き続き，NPO「患者中心のアウトカム研究」（Patient-Centered Outcomes Research Institute：PCORI）が 2014 年から年間 500 億円の資金で運営開始し，その大半は CER 支援にあてられる．PCORI の目的は，質の高い，効率的な予防，診断，治療を患者に提供するためのエビデンスを患者，医療関係者に情報を提供することである．

既存薬の直接比較が進むようになれば，製薬企業にとっては自社製品のみならず開発中の医薬品候補化合物にも大きな影響を及ぼすことは自明である．主力商品としている高額医薬品が他社製品よりも有効性・安全性が劣るとなればその影響は計り知れない．従来は抗がん剤や抗 HIV/AIDS 薬など生命を脅かすもの以外は，プラセボとの比較試験で優位性さえ証明すれば新薬承認された．製薬企業にとっては既存薬との直接比較試験で優位性を争うのは避けたいところである．ところが政府主導でこのような比較が行われるとなると，製薬企業のビジネス戦略が根底から覆ることになる．事実，CER の研究成果が発表されだしたことで巨額のダメージを受けた企業もある．

ここで理解しておかなければならないことは，世界中の製薬企業の年間研究開発費に投資している 8.6 兆円の 80% は先行医薬品や既存薬の類似品，3-2 節で述べる "me-too-drug" に費やされてきたという事実である．プラセボとの比較であれば優位性を示すのも容易である．先行品に多少改良を加えた程度の類似品でもブランド薬として扱われてきた歴史がある．"ブランド"薬であればジェネリック薬よりもはるかに高い薬価を設定できる．だからこそ研究開発

費の約8割をリスクの少ない類似品・改良品研究に投じてきた．このため世界中に"me-too-drug"があふれて医薬品市場が膨れ上がったと見ることができる．既存薬同士の直接比較がないため自然淘汰されることもなかった．現在世界中で売られている薬は2万品目以上あるといわれているが，同じ作用メカニズムの薬が10品目，時には数十品目に及ぶのは当たり前なわけである．作用メカニズム別に有効な医薬品を絞りこめば，最低限必要な数としては，1,000品目もあれば十分なのかもしれない．

　医療費抑制，薬価引き下げという巨大津波により"me-too"ブランド薬は大幅な価格引き下げ対象となりやすくなった．これに対して，革新的医薬品であれば法外な値段さえつけなければ高額医薬品も受け入れられる傾向がある．加えて，CERが進むようになれば，既存薬に対する優位性を証明しなければならなくなる．薬創りのハードルは非常に高くなった．されど革新的新薬を創りだすのは容易ではない．このようなジレンマの中で製薬企業は研究開発戦略の見直しを迫られているわけである．いくつかの事例を挙げて，CERの現実を見てみよう．

　加齢黄斑変性（AMD）治療薬「ルセンティス」と抗がん剤「アバスチン」のケースを取り上げる．どちらも血管新生抑制作用を有する抗VEGF抗体薬で，ジェネンテック（ロッシュ）の製品である．「アバスチン」は2004年に，「ルセンティス」は2006年にFDAが承認した．その後，安価な「アバスチン」がAMDに対してオフラベル使用されてきた．「アバスチン」の方が「ルセンティス」よりも眼内滞留期間が長いため，投与頻度が低くてよいというメリットがあった．全米47施設でウェット型AMD患者1,200人を対象とした直接比較試験の結果は，「アバスチン」は「ルセンティス」と同等の効果があり，投与回数を減らせるので患者への負荷が少なく，経済的負担も削減できるというものであった．これによって高額な「ルセンティス」の費用対効果への疑問がクローズアップされた．AMD薬剤費は，「ルセンティス」の1回眼内注射費用20万円に対し，「アバスチン」に変えれば5,000円にまで下がる．代替治療法の有効性が示されたことで「アバスチン」のオフラベル使用が世界中で広まった．ジェネンテックは「ルセンティス」の価格を30%カットしたものの，「アバスチン」のAMDへのオフラベル使用は全米で7割，欧州では4割にま

で浸透した．このため「ルセンティス」の売上高は1,000億円以上減少するといわれており，ジェネンテックにとってはかなり痛手な試験結果となった．

同様の比較試験は統合失調症治療薬でも行われた．「ジプラシドン」，「オランザピン」，「クエチアピン」，「リスペリドン」，「クロザピン」，「ペルフェナジン」という6種類の薬が比較された．高価な第二世代抗精神病薬は安価な第一世代抗精神病薬よりも有効なのかという疑問は，以前から多くの医師が指摘していたことが背景にある．直接比較試験の結果は，安価な第一世代の薬「ペルフェナジン」は第二世代の薬と比べて同等の薬効があった．第二世代の薬は副作用である錐体外路作用の発現率が低い点が強調されてきたが，これも安価な第一世代と差がないという結果であった．古い薬でも十二分にメリットがあると結論づけられた．そうなると，第一世代，第二世代と分類したこと自体に意味があったのか考えさせられる．医師も一般人も製薬企業のセールストークを信じこまされてきただけなのかもしれない．それでも，イーライ・リリーは2011年に「オランザピン」の特許が切れるまで年商5,000億円近くの売り上げを享受していた．J&Jも2012年には「リスペリドン」で年商1,500億円を享受している．

抗血小板治療薬は，脳卒中の再発予防や急性冠不全症候群（acute coronary syndrome：ACS）の治療に用いられる．非常に安価なアスピリン，チクロピジンから比較的新しい「プラビックス」（クロピドグレル）などがある．「プラビックス」は，2009年度の売り上げが6,600億円と世界のベストセラー製品の一つであった．2011年に特許が切れて安価なジェネリック薬に置き換わった．第一三共が開発した「エフェイント」（プラスグレル）は，「プラビックス」よりも10倍高活性で即効性があることから，年商数千億円の大型製品になると期待されていた．「プラビックス」は活性前駆体（プロドラッグ）であるため，薬物代謝酵素CYP2C19の遺伝子多型の影響が大きい．特に日本人ではCYP2C19の酵素欠損比率は約20%と，欧米人の約3%と比べて遺伝子多型の影響が大きい．これに対して「エフェイント」はCYP2C19の影響が少ないというメリットがある．そこで「プラビックス」（1日75 mg）と「エフェイント」（1日10 mg）のコンパラティブ・エフェクティブネスによる直接比較が行われた．ACSの患者7,243名を対象として，死亡率，脳梗塞予防などへの

効果を調べた．2012年に発表された比較試験結果の報告によると，「エフェイント」はジェネリック薬となった「プラビックス」と比べてなんのメリットもないと結論づけられた．第一三共にとっては痛い結果となった．事実，第一三共の提携先であるイーライ・リリーの決算報告書では，「エフェイント」の2011年度売上高は，1,000億円よりもはるかに少ない330億円と苦戦している．

　コンパラティブ・エフェクティブネスは製薬企業にとってはかなり厳しいインパクトを与えることは確実だが，医療費抑制や患者の観点からは安全で，安価で，有効な薬が選択されることは意義がある．それでも製薬企業はこのような動きに無知な医師に対して，自社製品がいかに優れているかプロモーションして売り上げを伸ばそうとするであろう．

3 メガファーマの生き残りをかけた戦い

3-1 世界市場の寡占化

　一般にはなじみの薄い言葉かもしれないが，A.T. カーニーの「マージャー・エンドゲーム」(M&A 最終戦争) というのがある．カーニーはすべての業界で過去におこった大型 M&A（945 社 1,345 件）の業界統合パターンを分析した結果，いかなる産業も成熟すると必ず寡占化の道を歩み，ほぼ 25 年間隔で「寡占化の開始→規模の拡大→集中→バランス」というプロセスでグローバル寡占化・集約化が進むとのことである．その過程は，① 新しい産業の勃興期，② 急激な統合がおこる時期，③ 成功した企業が集中と選択を行う時期，④ 少数の企業がグローバル市場の 90% を占める（寡占化の極限化）という段階に分かれる．世界の主要産業上位 3 社の市場占有率を比較すると，防衛・タバコ（約 90%），ソフトドリンク（約 60%），航空（約 25%），化学・通信（約 20%），銀行・保険・ゼネコン（約 10%）となっている．それでは製薬産業はどのような歴史を経て，今日のようなメガファーマが誕生したのだろう．

　近代的な製薬企業の歴史は，以下の 4 段階に分類できる．概略を説明する．

a. 勃興期

　初期の巨大製薬企業が誕生した背景には，産業革命→染料化学→薬用植物・天然物化学→感染症医療という一連の流れがある．第二次世界大戦後の 1950 年代に入って国際化が進行して巨大化の流れが加速した．薬用植物からの有効成分の商品化，抗生物質，抗結核薬，抗うつ薬，統合失調症薬など，薬創りの主役は化学工業をベースとした企業群であった．したがって，1980 年代までは世界の製薬企業の上位 10 社の多くは化学会社が占めた．中には本格的に医

薬品事業に参入して数十年の歴史しかない企業もあった．1980年代の全世界の医薬品市場はわずか8.2兆円で，上位10社でその24％を占めているにすぎなかった．今日でこそ大企業の仲間入りをした多くの日本企業も，この当時は年間売上高400億～500億円程度の規模であった．1981年の全世界の製薬企業の研究開発費もわずか5,400億円であった．

b. ブロックバスター誕生とバイオ医薬品の胎動

メガファーマの勃興期には，1965年の高血圧治療薬 β ブロッカー「インデラル」，1977年の抗潰瘍薬 H_2 ブロッカー「タガメット」，1980年の高血圧治療薬・アンジオテンシン変換酵素阻害剤「カポテン」，1987年の高脂血症（脂質異常症）治療薬・コレステロール低下剤「メバコール」などの大型製品が相次いだ．医薬品産業界用語で「ブロックバスター」(blockbuster drug) とも呼ばれ，従来の治療体系を覆す薬効を持ち，圧倒的な売上高を叩きだし，その売り上げに比例する莫大な利益を生みだすこれらの新製品を手にした企業は，国際市場で一挙に巨大化の道を歩みだした．毎年のように増収・増益が続き，近い将来に必ず押し寄せてくる特許切れの大津波のことなど失念して，わが世の春を謳歌していたといえる．1980年代はバイオ医薬品が胎動し始めた時期でもあった．ほとんどの企業はバイオ医薬品に見向きもせず旧態依然のやり方で低分子化合物の薬創りに専念していた．わずか10年，20年後にバイオ医薬品が世界の医薬品市場を席巻する時が来ようとは想像だにしなかったに違いない．ブロックバスターという過去の栄光に固着し，低分子化合物に注力していた化学系企業の多くがM&Aにより歴史から消えていった．

c. 主力製品の特許切れとM&Aブームの到来

主力製品の特許切れがもたらす経営危機の怖さを世界中の製薬企業が実感した最初の例が，1994年に世界第10位のロッシュが第36位のシンテックスを買収（5,300億円）したことであろう．シンテックスは1976年に発売した非ステロイド性抗炎症剤「ナプロキセン」が大ヒットして，1988年売上高1,400億円の半分700億円を占めていた．1988年にプロクター＆ギャンブル（P&G）とOTCビジネスで合弁会社を作るなど，さまざまな特許切れの対策を打ちだ

したものの，ブロックバスターの特許切れは想像以上のインパクトをもたらした．急激な売上高の減少に対応しきれずにロッシュに買収されて消えていった．これを契機に翌 1995 年には，グラクソとウェルカム，アップジョンとファルマシア，ローヌ・プーラン・ローラーとファイソン，ヘキスト・ルセル・ユクラフとマリオン・メレル・ダウ，1996 年にはサンドとチバ・ガイギーといった具合に世界中で M&A がブームになった．グラクソの抗潰瘍薬「ザンタック」は"売上高世界最大の医薬品"としてギネスブックに載るほどで，会社全体の売上高・利益に占める割合は 40% を超えていた．特許切れが数年後に迫る中で M&A により企業規模を大きくすることで売上高減少の影響を緩和しようとするのは当然の流れであった．企業経営者の多くはシンテックスのケースを思い浮かべながら戦略を練ったに違いない．

医薬品産業は過去 30 年間におこった M&A により，上位 3 社の市場占有率は 30%，上位 10 社では 70% 近くまで寡占化された．表 4 に国際市場の占有率の推移をまとめた．ただし，この占有率はそれぞれの企業の総売上高から算出

表4　世界の医薬品市場における製薬企業上位 10 社の占有率の推移

順位	1981 年 企業	占有率(%)	2000 年 企業	占有率(%)	2010 年 企業	占有率(%)
1	ヘキスト	3.7	ファイザー	7.3	ファイザー	12.3
2	チバ・ガイギー	3.0	GSK	6.9	ノバルティス	8.8
3	メルク	2.9	メルク	5.2	メルク	8.4
4	ロッシュ	2.1	アストラゼネカ	4.5	サノフィ	7.5
5	ファイザー	2.1	BMS	4.2	ロッシュ	7.3
6	AHP	2.1	ノバルティス	3.9	GSK	6.8
7	サンド	2.1	J&J	3.9	アストラゼネカ	6.0
8	イーライ・リリー	1.9	アベンティス	3.6	イーライ・リリー	6.0
9	バイエル	1.8	ファルマシア	3.2	J&J	4.1
10	SKB	1.7	AHP	3.0	アボット	3.6

AHP：アメリカン・ホーム・プロダクツ，SKB：スミスクライン・ビーチャム，GSK：グラクソ・スミスクライン，BMS：ブリストル・マイヤーズ・スクイブ，J&J：ジョンソン&ジョンソン．
［上位 10 社市場占有率］

　　　　　　　　　　　24% ─────→　　45% ─────→　　69%

［市場］　8.2 兆円（1985 年）　　32.7 兆円（1999 年）　　82.5 兆円（2010 年）

したもので，実際には処方薬以外に動物薬，コンシューマー・ヘルス（OTC薬）や診断薬も含まれている．処方薬市場における上位10社の占有率だけを見ると，40%程度と推察され，まだまだ寡占化からは程遠いという人もいる．

d. 激変する環境変化の中で戦略を模索するメガファーマ

今日の製薬企業は先の見えないトンネルの中で混迷しているといっても過言ではない．多面的かつ同時進行でおこっている急激な環境変化にどう対処するか迷っている．日米欧で医薬品市場の伸びが止まった現在，発展途上国の"emerging market"で上昇気流に乗れるかどうかの第二幕が上がろうとしている．生き残りをかけた最後の決戦場といえよう．今後5年ほどで上位10社が世界市場の80%以上を占めるだろう．カーニーがいう③集中と選択のバランスをとる段階に入ろうとしている状況である．

事実，少し前までブームだった超大型M&Aは影を潜めた．大型M&Aは膨大な労力を要するだけでなく，長年にわたって生産性低下という後遺症で苦しむことを経験したからである．最近の流行はメガファーマ同士が医薬品開発で"リスクを共有し，利益も共有する"（Share-Profit, Share-Risk）というスローガンで提携するケースが活発化している．時々1兆円程度～数千億円程度の中型M&Aがニュースになるが，個々の企業の事情であって，世界的潮流ではない．

メガファーマの大半は革新的技術やシーズを持った中小企業・ベンチャー企業に視線を注いでいる．技術革新が著しい今日，メガファーマといえども自力で成長し続けることは不可能だからである．特定疾患に強みのある中堅企業やベンチャー企業などの小規模M&Aは，成長路線を切り開くカギとなる．例を挙げる．

〈メガファーマとベンチャー企業のワクチンビジネス〉
| | | |
GSK　　　　　　ワクチン（インフルエンザ）：ID Biomedical（1,700億円）
GSK　　　　　　ワクチン（がん）：Corixa（300億円）
GSK　　　　　　ワクチン（感染症）：Okairos（325億円）
ノバルティス　　　ワクチン：カイロン（5,100億円，株式の58％）
J&J　　　　　　感染症：Peninsula（245億円）
ファイザー　　　　感染症：Vicuron（1,900億円）
アステラス　　　　がん抗体医薬：OSI Pharmaceuticals（3,500億円）

　ワクチンビジネスはごく一部の疾患を除いて，年間売上高が200億～300億円以下の製品がほとんどである．個々の製品売上高がこの程度であっても多品種をそろえれば，総売上高が5,000億円を超えるブロックバスターに匹敵するワクチン事業を形成できる．加えてジェネリック薬が参入しにくい領域である．メガファーマにとってワクチンが魅力的なわけである．現在，世界のワクチン市場は急速に拡大しており，2016年には5兆円を超えるといわれている．市場の87％はわずか数社のメガファーマが占めている．しかもGSKの場合，2004年におけるワクチン供給の約90％は発展途上国向けである．ワクチンは，先進国を対象としたビジネスだけでなく，急成長する発展途上国の市場にも目を向ける必要がある．
　製薬企業を取り巻く環境が激変する中でも，モノクロナール抗体（mAb）医薬だけはいずれのメガファーマにとっても共通の最重要課題である．低迷する先進国の医薬品市場においても急成長しており，企業成長には不可欠だからである．表5に示したように，世界の医薬品売上高上位20品目の3割以上はバイオ医薬で，年間売上高数千億円のブロックバスターばかりである．このため，mAb医薬に特化したベンチャー企業のほとんどはメガファーマに買収され尽くしてしまった．新薬不足に悩む製薬企業にとっては開発成功率の高いmAb医薬は垂涎の的で，わずかに残された有望バイオベンチャーにはメガファーマが殺到している．事実，過去5年間で約300品ものmAb医薬候補化合物がライセンスされている．
　生き残りをかけた大規模M&Aで企業規模が大きくなって世界市場の寡占化

表5 2010年の売上高上位20位までの医薬品

順位	製品名	適応	企業	2010年度売上高（千億円）	2009年度売上高（千億円）
1	リピトール	高脂血症(脂質異常症)	ファイザー	120.2	126.8
2	プラビックス	抗血小板	サノフィ	94.3	99.0
3	レミケード*	クローン病, リウマチ	J&J	80.6	71.4
4	アドエア	喘息	GSK	80.3	80.1
5	リツキサン*	がん	ロッシュ	78.3	69.6
6	エンブレル*	リウマチ	アムジェン	72.8	62.2
7	ディオバン	高血圧	ノバルティス	70.7	68.0
8	アバスチン*	がん	ロッシュ	68.7	60.0
9	クレストール	高脂血症	アストラゼネカ	68.3	53.1
10	ヒュミラ*	クローン病, リウマチ	アボット	67.5	55.8
11	ハーセプチン*	がん	ロッシュ	57.7	50.7
12	セロクエル	統合失調症	アストラゼネカ	56.3	51.2
13	シングレア*	喘息	メルク	54.1	49.8
14	ジブレキサ	統合失調症	イーライ・リリー	50.3	49.2
15	ネキシウム	潰瘍	アストラゼネカ	49.7	49.6
16	アクトス	糖尿病	武田	49.5	43.4
17	ランタス	糖尿病	サノフィ	46.5	44.1
18	エポジェン*	腎性貧血	アムジェン	45.9	49.6
19	エビリファイ	統合失調症	BMS	44.8	40.6
20	グリベック	がん	ノバルティス	42.6	39.4

*バイオ医薬品.

も進んだが，新しい悩みを抱えた．氷河期のマンモスが餌を求めてさまようがごとく，規模の大きくなった企業を維持するために有望パイプラインを保有する中小企業やベンチャー企業に目を向けだした．

3-2 M&Aに突き進まなければならなかった理由

　製薬企業の大型 M&A の歴史を見ていると面白いことに気付くはずである．大型 M&A は，1995 年，1999～2000 年，2005 年，2010 年と周期的におこった．"なぜ？"と突き詰めることもなく，表面的な合併規模の大きさばかりが話題になってしまう．すべての物事には必然性がある．世界市場の寡占化は着実に進行する．図体が大きくなった企業をダイナミックに成長・維持させるための戦略を暗中模索している．

　図 4 に示したように，製薬企業を取り巻くさまざまな環境要因は大きく変化している．主力商品の特許が切れてジェネリック薬が参入するか，より有力な競合品が現れれば経営は脅かされる．売上減少を支える新薬がなければ外部からライセンスを受けることもある．主力商品への依存度が高いほど，M&Aで会社規模を大きくしてダメージを少なくする選択肢が考えられる．薬価抑制の圧力は全世界規模で進行している．リスクを少なくするために事業の多様化も必要であろう．経営基盤が脅かされれば，当然，予算も絞らなければならない．その結果，事業縮小や売却も検討される．新薬を創りだせないでいる研究

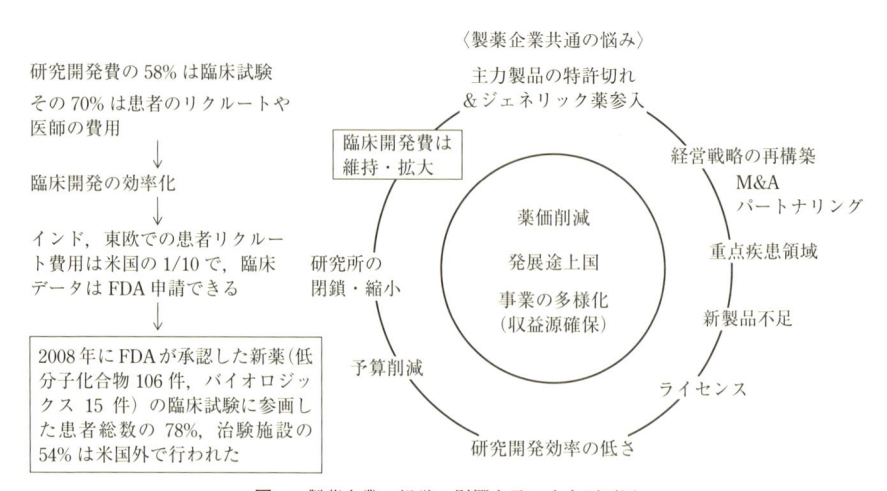

図 4　製薬企業の経営に影響を及ぼす主要要因
Daniel Levinson："Challenge to FDA's Ability to Monitor and Inspect Foreign Clinical Trials"（2010 年 7 月）による．

所は閉鎖されることもある．研究所は閉鎖しても明日の食糧源でもある開発パイプラインの予算は維持しなければならない．CRO などに研究開発業務を丸投げして固定費を縮小することも考えるだろう．開発費の大半を占めるのは臨床試験コストである．そのためにはインドや東欧諸国など臨床試験コストの安いところに治験施設の重点を移す．米国に本拠を置く製薬企業が 2008 年に FDA 承認された新薬を見れば，治験に参加した患者の 78%，治験施設の 54% は米国以外で行われた．しかも革新的新薬といわれるものはほとんど生まれていない．このように，経営者たちはさまざまな悩みを抱えている．

　繰り返し述べたことだが，各企業の主力商品の多くは真の革新的新薬ではなくブランド薬という名の「モノマネ」("me-too-drug") だということを理解しなければならない．最初に画期的な新薬が見出されて成功すると多くの企業がわずかに改良した"新薬"を大々的に宣伝して販売する．言葉は悪いが大半は"目くそ鼻くそ程度の違い"である．先行品を追いかけるのだからリスクもほとんどない．だからこそ各企業は研究開発費の 80% は"me-too-drug"を作るために使われてきた．米国の政府機関 United States Government Accountability Office (GAO) が 2006 年 11 月に面白い報告をしている．1993 年から 2004 年にかけて承認申請された医薬品全 1,264 件について，以下のように分類できるというのである．

〈1993〜2004 年に承認申請された医薬品の内訳〉
革新的「新薬」12%
標準的なレベルの改良「新薬」20%
既存薬の改良（新薬ではない）68%

　何をもって"革新的"新薬 (first-in-class) というか問題はあるが，革新的新薬が少ないことだけは明確である．さほど大きな特徴がなくてもわずかな改良点を過大にプロモーションすればビジネスとして成功する．コンパラティブ・エフェクティブネス（比較効果研究）のところ（2-6 節）で述べたように，多くの新薬というものが古くて安価な薬と比べてメリットがないという結果になるのもうなずける．患者も医者も"新薬"という幻想に惑わされてきた．そ

の結果，類似薬が満ちあふれて医療費高騰の大きな一因になってきた．医者でさえ薬の名前を覚えきれないほどである．

具体例を挙げて考えよう．科学技術の進歩により革新的新薬が出てから2番目の製品が出るまでの期間は短縮されている．時には二番手が一番手を追い抜くことも珍しくない．非ステロイド性抗炎症剤「セレブレックス」のように，大きな市場を形成したころに突然，重篤な副作用で市場から撤退することもある．当然，二番手の「バイオックス」が主役になるわけである．過去のブロックバスターを例に，一番手と二番手の発売時期を比較してみた．

〈ブロックバスターの一番手・二番手の発売時期〉

高血圧治療薬	インデラル（1965年）	ロプレサー（1978年）
抗潰瘍剤	タガメット（1977年）	ザンタック（1983年）
高血圧治療薬	カポテン（1980年）	バソテック（1985年）
抗アレルギー薬	セルデン（1985年）	ヒスマナール（1989年）
コレステロール低下剤	メバコール（1987年）	プロバコール（1991年）
抗うつ薬	プロザック（1988年）	ゾロフト（1992年）
抗真菌薬	ジフルカン（1990年）	スポラノックス（1992年）
抗炎症剤	セレブレックス（1999年）	バイオックス（1999年）

革新的新薬が承認された時，競合品が第II相臨床試験で追いかけていた割合は，1970年代では23%だったのが，1980〜1984年では50%，1985〜1989年71%，1990〜1994年77%，1995〜1999年90%となっている．現在では100%に近い．当然，三番手，四番手の類似品も少し遅れて追いかけている．革新的新薬が出てから5年後にはそれらの"me-too-drug"がブランド品として上市されることになる．革新的新薬の特許切れは単にジェネリック薬の参入だけでなく，類似品にトップの座を追われる時でもある．最初のブロックバスターの特許が切れて5年遅れで類似製品の特許も切れ，後続品の会社もジェネリック薬参入で大きなダメージを受ける．これが1995年，2000年，2005年といった等間隔で同じ時期に申し合わせたかのようにM&Aブームがおこった一因である．

1つの革新的新薬が世に出ると，最低でも10種類以上の類似品が出てくる．しかも革新的新薬だからといってビジネスが成功するとは限らない．いくつかの例を見てみよう．

a. Caブロッカー

バイエルが最初に開発した高血圧治療薬「アダラート」は，世界中を席巻した．しかし，あまりに効きすぎるため，心臓がビックリして血圧を戻そうと頑張るあまりバクバクと動きだす，反射性頻脈という副作用を生じた．かなり遅れて参入したファイザーの「ノルバスク」（住友製薬の「アムロジン」も同じ）は緩慢な降圧作用でこの問題を改善した．1990年代後半の国内売上高で見ると，「ノルバスク」650億円，「アダラート」300億円，「アムロジン」280億円と，後発品が先発品の3倍も売り上げた．その後も多くの後続品がぞろぞろ出てきて，現在，このジヒドロピリジン系薬は17種類もある．「アダラート」も徐放製剤で挽回を図ったが，後続集団の中に飲みこまれた．まったく新しいアンジオテンシン系の薬（ACE阻害薬，アンジオテンシンII拮抗薬）の登場で，高血圧治療薬の競争は激しさを増した．

b. H_2ブロッカー

スミスクラインが最初に開発した抗潰瘍薬「タガメット」は，薬物代謝酵素阻害作用があるため使い勝手が悪かった．その欠点を改善したのがグラクソの「ザンタック」である．二番手の薬が年間売上高4,000億円を超えるブロックバスターとなった．ギネスブックにも"世界で最も売られている薬"として長く記載された．山之内製薬（現アステラス）もグラクソと同じ1983年に「ガスター」を国内発売した．国内では主力商品となったが，当時の山之内は国際展開が遅れていたため，メルクにライセンスしたものの，売上高を最大限に伸ばすまでには至らなかった．その後，抗潰瘍薬の主役の座は新しいプロトンポンプ阻害剤へと移っていった．

c. HMG-CoA還元酵素阻害薬

三共（現第一三共）が最初に見つけたコレステロール低下剤「メバスタチ

ン」は，1979 年に臨床試験に入ったが，副作用のためわずか 1 年で開発を中止した．これを追っていたメルクは 1987 年に「メバコール」の FDA 承認を受けて市場一番乗りをした．三共は競争に遅れ，「メバロチン」の発売にこぎつけたのは 1989 年であった．現在スタチン系と呼ばれるこのタイプの薬は 8 品目ある．年商 1 兆 3,000 億円を売り上げたファイザーの「リピトール」は 1997 年に 5 番目の薬として売り出された．当時，「メバコール」は販売から 10 年経って市場浸透率も高く，年商 1,000 億円以上のブロックバスターとなっていた．加えて，後続品「メバロチン」，「ゾコール」，「ローコール」も急成長していただけに，「リピトール」の新規参入は難しいと見られていた．

「リピトール」を開発したワーナー・ランバートは，ピーク時でも年間売上高 300 億円程度と予測していた．そのために販売力の強いファイザーと共同販売契約を締結した．これが後のファイザーによる買収劇に発展するきっかけとなった．「リピトール」の LDL-コレステロール低下作用が先行品よりも強いことは既に 1996 年にわかっていた．この一点に絞ってファイザーは大規模なプロモーションをかけ，歴史に残る大成功を達成した．アストラゼネカはかなり遅れて塩野義より導入した「クレストール」を 2003 年に発売した．

3-3 ファイザーの M&A ケース

2000 年にファイザーは，ワーナー・ランバートを約 11 兆 4,000 億円という空前の金額で買収した．その後，ファルマシア，ワイスと一連の巨大 M&A を行い，世界最大の企業として今日に至った．ファイザーの M&A の歴史を図 5 に簡単にまとめた．この背景にはいろいろな要因が複雑に絡み合っているので，順を追って説明する．大別すると，次の 6 つのステップに分けられる．企業戦略を立てる際，良きにつけ悪しきにつけ，非常に参考になるモデルケースといえる．

a. アメリカン・ホーム・プロダクツ (AHP) の抗肥満薬の副作用："Fen-Phen"
 AHP の "やせ薬"（抗肥満薬）「ポンディミン」(fenfluramine：1973 年承認) は売り上げが伸びないまま，1997 年に特許切れを迎える状況にあった．fenflu-

3-3 ファイザーのM&Aケース　47

〈ファイザーに吸収された企業群〉

2000年
ファイザー
売上高1.4兆円
市場占有率4.7%
世界第3位

→ 約11兆円で買収される →

2001年
ファイザー
売上高2.6兆円
市場占有率7.3%
世界第1位

→

2002年
ファイザー
売上高3.2兆円
市場占有率11%
世界第1位

→ 約6兆円で買収される →

2010年
ファイザー
売上高6.8兆円
市場占有率12%
世界第1位

→

2011年11月
「リピトール」
特許切れ

→

2012年
売上高5.9兆円
に減少（−10％）

ワーナー・ランバート
売上高7,600億円
市場占有率2.5%
世界第15位

1995年
ファルマシア・
アップジョン
売上高9,200億円
市場占有率3%
世界第11位

ファルマシアと
アップジョン合併
（カエロ・エルバ、
カビは消滅）

ファルマシア
売上高1.2兆円
市場占有率3.3%
世界第9位

モンサントと合併
（サーレは消滅）

2009年
約6.8兆円で
買収される

ワイス
売上高2兆円
市場占有率不明
世界第9位

旧アメリカン・ホーム・
プロダクツ（AHP）
（アメリカン・シアナミド、
レダリーは消滅）

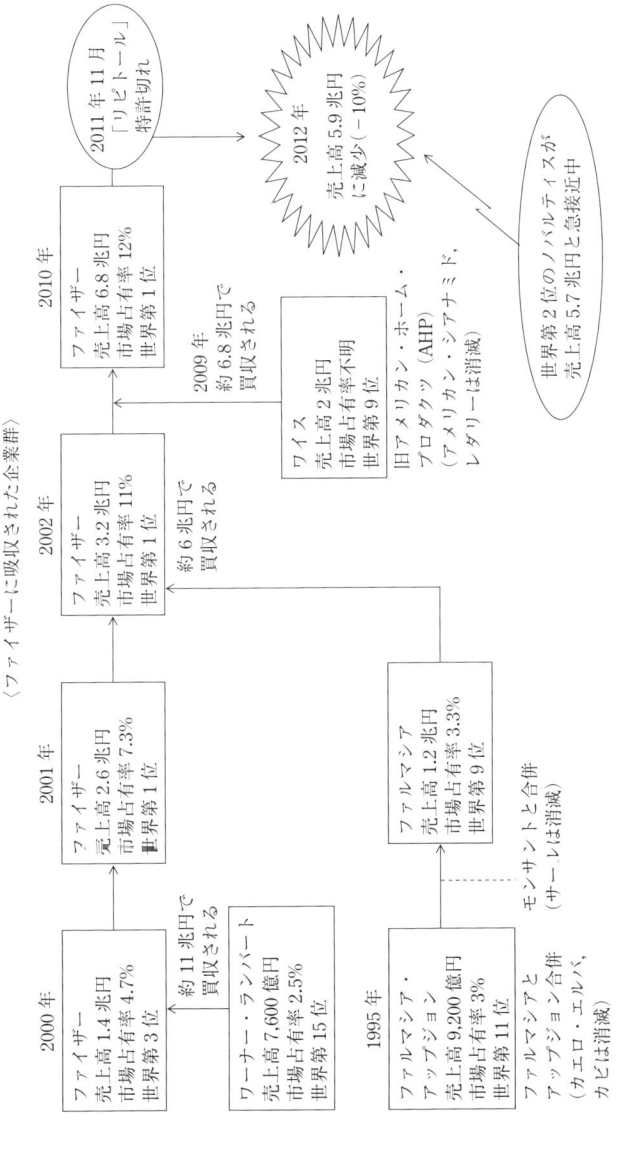

世界第2位のノバルティスが
売上高5.7兆円と急接近中

図5　ファイザーのM&Aの歴史

ramine はラセミ体であるため，その光学活性体のみを取りだしたのが「Redux」(dexfenfluramine：1996 年承認) である．1994 年に AHP がアメリカン・シアナミドを買収した際に米国で「Redux」をプロモーションする責務が生じた．他方の「フェンタミン」(phentermine) もやせ薬として 1959 年に承認されていた．いずれの薬も単独での効果は十分といえなかった．ところが，両剤を併用すると "魔法の処方薬"(miracle treatment) と呼ばれるほど顕著な体重減少が見られた．1996 年には 600 万人，1997 年には 1,800 万人と爆発的に利用者が増えた．1996 年度売上高も 200 億円と一挙に伸びた．

一方，両剤の併用は心臓系に悪影響があるとの膨大な報告が全米各地から AHP に寄せられていた．AHP は報告の検証もせず FDA にも報告しなかった．1997 年に *New England Journal of Medicine* に副作用が発表されるや，FDA は警告状を発し，発売停止にした．大ヒットの期間はわずか 2 年で終わり，凋落が始まった．全米で集団訴訟が開始され，1999 年には薬害訴訟の歴史に残る 4,750 億円という巨額の和解金を支払った．その後も 2002 年 1,300 億円，2003 年 430 億円，2004 年 850 億円と毎年補償金を支払い続けた．2001 年には虎の子のバイオテク子会社 Immunex をライバルのアムジェンに約 1,600 億円で売却した．それも補償費用に消えた．

b. ワーナー・ランバートと AHP 合併：夢と終わった世界ナンバーワン

窮地に立たされた AHP は必死でパートナー探しを始めたが，ほとんどの企業は相手にしなかった．AHP と交渉していたのはスミスクライン・ビーチャム (SKB) くらいだった．SKB は 1998 年にグラクソ・ウェルカム (GW) と一度は合併で合意したものの破談になった経緯がある．下り坂にいた SKB も焦っていたため，AHP と交渉していたわけである．しかし，GW との再交渉話が進みだすと，あっさりと AHP を離れた．

一方，ワーナー・ランバートはトップが交代したばかりで，新経営者は早く成果を出そうと焦ったのか，AHP の話に飛び乗ってしまった．1999 年 11 月，時価総額約 7 兆 1,000 億円，年商 2 兆 6,000 億円の世界最大の会社 American Warner を設立すると発表した．これがファイザーに敵対的買収の引き金を引かせた．ファイザーは超ブロックバスターに育ちつつある年商 3,600 億円の

「リピトール」販売権をこの買収で失うことを恐れた．ビジネスの世界で"もし"はないが，ワーナー・ランバートのトップ交代が遅れていればファイザーを刺激することもなかっただろうともいわれている．また，AHP とワーナー・ランバートは P&G を交えた 3 社合併の話も同時進行していた．2000 年，P&G は交渉情報がリークしていると正式に発表してこの交渉から抜けた．"もし" P&G が加わっていたら，ファイザーといえども，はるかに巨大になった企業を買収することは容易ではなかっただろう．

c．ファイザーによるワーナー・ランバートの敵対的買収

ワーナー・ランバートと AHP の合併発表の翌日，ファイザーはワーナー・ランバートを 9 兆円で敵対的買収すると発表した．製薬産業の歴史に残る最大規模の M&A である．婚約発表の翌日に婚約解消を迫ったのだからファイザーも必死だった．これに対して，ワーナー・ランバートの CEO になったばかりの Lodewijk J.R. de Vink は，"「リピトール」の共同販売契約の解消に向けて法的措置をとる"といってファイザーをさらに怒らせた．まさに火に油を注いだわけである．ファイザーも買収額を当初の 9 兆円から 11.4 兆円へと上乗せした．ワーナー・ランバートの株主の大半はファイザーの提示に対し，好感をもってこれを受け入れたことで，このバトルはすぐに決着がついた．"もし" P&G がいたらどうなったのだろうと，野次馬は想像を巡らしてしまう．婚約破棄の代償として，AHP はファイザーから約 1,800 億円弱の手切れ金（break-up fee）を渡された．それも Fen-Phen 訴訟費用ですぐに消えた．

d．その後も続くファイザーの M&A（ファルマシア）

ワーナー・ランバート買収からわずか 2 年後の 2002 年 7 月，ファイザーはファルマシアを 6 兆円で買収すると発表した．この買収によって世界の医薬品市場の占有率は 8% から 11% に上昇した．当時，第 2 位の GSK の市場占有率は 7.3% と拮抗していただけに大きく引き離せる機会となった．大型 M&A からわずか 2 年で "なぜ？" という疑問が出るはずである．最大の理由は「新薬が出ない」というジレンマを抱えていたことである．

ファイザーは抗うつ薬「ゾロフト」，1998 年に発売した「バイアグラ」や，

ワーナー・ランバート買収で手に入れた「リピトール」や抗てんかん薬「ガバペンチン」などの大型商品を抱えていた．「リピトール」や「ガバペンチン」はそれ以降も長期間にわたってファイザーの成長を支えた．自社の大型製品が出てこないというのは経営陣にとって大きなストレスであった．一方のファルマシアは4つの大型商品を揃えていた．中でも主力商品の関節リウマチ薬「セレブレックス」と「ベストラ」は年商3,750億円になっていた．ファイザーの営業力をもってすればもっと伸ばせると考えたのも当然である．緑内障治療薬「キサラタン」は1,000億円を超えていた．加えて抗がん剤「カンプト」（イリノテカン）も持っていた．ブロックバスターの尿失禁治療薬「デトロール」も魅力的だった．禁煙治療薬「ニコチンガム」，育毛剤「ロゲイン」などを含めると，ファルマシアの買収に成功すれば製品パイプラインの上位11商品は2010年まで特許で保護されていることになる．製品群のオーバーラップも少なく，ファイザーにとっては眼科領域とがん領域に進出できる機会でもあった．この合併で研究開発費も2003年時点で7,100億円と巨額に膨れ上がった．M&Aの常として，2005年までに2,500億円のコストセーブ（リストラなど）を株主に約束してM&Aの承認を得た．

e.「リピトール」特許切れに向けた戦略

　これでファイザーは2011年11月の「リピトール」特許切れに向けた戦略に集中できる体制が整った．当時，ファイザーは善玉コレステロール（HDL）を増加させる薬剤「Torcetrapib」（CETE阻害剤）を開発中で，「リピトール」の悪玉コレステロール（LDL）低下作用との相乗効果を考えるのは自然であった．2005年3月に「Torcetrapib」単独の場合と「リピトール」と併用した場合の小規模臨床結果が発表された．この結果を受けて，ファイザーは併用試験（illuminateと呼ばれた試験）だけに絞って大規模臨床試験に入ると決定した．心臓血管系への影響を懸念して，単剤試験も慎重に進めるべきだという専門家も多かった．

　「リピトール」と高血圧治療薬「アムロジピン」（Caブロッカー）の合剤「Caduet」が2004年に承認されていたので，ファイザーも安心していたのであろう．そこで全世界で25,000人の患者を対象とした大規模臨床試験が行わ

れた．その開発費用も800億円と巨額だった．開発が順調に進めば，「リピトール」特許が切れる前にすぐれた合剤で市場を置き換えることができる．ジェネリック薬が参入しようにも市場は消えているというのがファイザーの思惑だった．

　ところが2006年12月2日，予想以上の死亡率と心血管発生率のため，ファイザーはすべての臨床試験を中止すると発表した．「リピトール」単独と比べて合剤では60%も死亡率が上昇するという結果である．2005年時点で既に懸念されていたことが現実となったわけである．第三者機関のデータ安全性モニタリング委員会（Data Safety Monitoring Board：DSMB）が試験中止を勧告したためである．これで「リピトール」の特許切れ対応のための戦略はついえた．この発表で株価も15%以上，一挙に下がった．ファイザーの意思決定のスピードのすごさは，ワーナー・ランバートの敵対的買収の時から定評があった．この時も臨床試験中止からわずか1か月後の2007年1月22日，全従業員の11%にあたる1万人のリストラを発表した．名古屋研究所を含む3つの主要研究所や各国の工場の閉鎖も含まれた．

f. その後も続くファイザーのM&A：ワイス（旧AHP）

　年商1兆3,000億円近い「リピトール」の特許が切れれば，ファイザーといえども大きなダメージを受けることが確実になった．特許切れまで残り4年間というタイムリミットで対応するには，M&Aが最も確実な手法である．どこを標的にするか，必死で調査したはずである．そしてもちろん，交渉に時間のかかる対等合併は当然除外したはずである．さらには，生産性が低下するような対等合併でなく，金さえ積めば買える相手が必要だったはずである．

　選んだ買収相手は皮肉にもワーナー・ランバートとの合併を阻止した時のワイス（旧AHP）であった．薬害訴訟によるイメージチェンジのために社名はAHPからワイスに変えていた．2004年度売上高17,000億円に対し，利益が1,200億円と少ないのは補償費用を支払うためであった．業績も着実にリカバーしつつあり，研究開発費も2005年から着実に伸びていた．ファイザーがワイスを買収した際には，承認申請中の化合物3品目，第III相臨床試験中の化合物7品目，第II相臨床試験中の化合物8品目を保有していた．薬害補償で

財政的に苦しい中でも，パイプラインが最も充実している企業といわれていた．

のちにファイザーのがん領域の中核となった「アービタックス」もワイスのパイプライン（当時は第II相臨床試験）であった．臨床試験の失敗発表から2年後の2009年1月23日，ファイザーが現金6兆8,000億円でワイスを買収するというニュースに世界中が驚かされた．わずか10年以内に国家予算に近い20兆円以上を3つの企業買収に費やしたことになる．合併に伴う大規模リストラがよく批判されるが，巨大化した会社の成長を支えられるような新薬を生みだしてこなかった研究者にも責任があったのではなかろうか．経営陣としては，M&Aは会社を存続させるための苦渋の選択だったはずである．ファイザーのトップがワイス買収後に，もう大型買収はしないと発言したのもうなずける．

ファイザーの一連のM&Aに関するソロバン勘定はどうだったのか，気になる人も多いのではなかろうか．11.4兆円もの大金を投じて手に入れた「リピトール」は，2010年までの総売上高が12兆円であった．2011年末の特許切れ後も年間2,000億以上の売上高があるので，2015年までの総売上高は15兆円近くになると予測される．ワーナー・ランバートの買収で「リピトール」以外にも7製品を手にした．中でも線維筋痛症などの神経障害性疼痛薬「ニューロンチン」（ガバペンチン）と「リリカ」（プレガバリン）は年商2,000億円を超える主力商品となった．2010年までの総売上高は2兆円近くあった．医薬品事業に集中するため，ワーナー・ランバートから引き継いだガム（「トライデント」）やキャンディー事業は2002年にキャドバリーに4,200億円で売却し，ヒゲソリ（「シック」）事業は2003年にエナジャイザーに930億円で売却した．2009年のワイス買収では6兆円使ったが，2012年に乳児用の栄養補給剤ビジネスをネスレに1.9兆円で売却した．実際は4兆円そこそこの買収というソロバン勘定である．さらには，2003年のファルマシア買収で強化された動物薬ビジネスは別会社Zoetisとして2013年に株式上場（時価総額約1.5兆円）した．ファイザーの株主にとっては，一連の企業買収は投資効率が良かったようである．

もう一度，ファイザーの世界の医薬品市場における占有率の推移を眺めてみ

よう．1981 年の 2.1% は自助努力で 1997 年には 3.3% まで伸びた．ワーナー・ランバートの買収により，2000 年の 7.1% は 2002 年には 8% まで伸びた．2002 年のファルマシア買収でさらに 11% にまで拡大し，ワイス買収により 2010 年は 12.3% になった．グローバル・プレーヤーとしてのプレゼンスを維持できるといわれる占有率 10% は達成したわけである．

3-4 グラクソ・スミスクライン（GSK）の M&A ケース

1994 年当時，グラクソの主力商品である胃潰瘍治療薬「ザンタック」の年間売上高は 3,600 億円で全売上高の 40% 以上を占めていた．1997 年に特許が切れてジェネリック薬が参入すれば，「ザンタック」の売上高の 7〜8 割以上を失うことになる．総売上・利益の 3 割以上を失えば会社経営に深刻なダメージを与えることは明らかである．シンテックスが抗炎症剤「ナプロキセン」の特許切れで経営危機に陥りロッシュに買収された前例もある．売上減少を支えるだけの新製品がなければ M&A で規模を大きくすることでダメージを吸収するのが常套手段である．事実，多くの企業が M&A で会社規模を大きくする動きが世界中でおこった．

1993 年には，メルクが世界第 1 位でグラクソは第 2 位であった．1980 年代初頭のグラクソは第 25 位だったので，「ザンタック」が牽引したといっても過言ではない．メルクは 1993 年に薬剤給付管理会社のメドコを買収してメルク-メドコを設立した．この成果を出してメルクのロイ・バジェロス会長は退職した．一方のグラクソは 1993 年 3 月に CEO のアーネスト・マリオが突然退社して世界中を驚かせた．ポール・ジェロラミ会長のもと，CEO のリチャード・サイクス，COO のフランツ・ヒューマー（後のロッシュ CEO）という新体制が作られた．その体制もわずか 1 年で崩れ，ジェロラミ会長も翌年に退社した．「ザンタック」の特許切れが目前に迫る中での上層部で繰り返された大きな権力構造の変化は，奇異に見えたに違いない．

サイクスが全権を握った形で 1995 年 1 月，世界第 20 位のウェルカムを約 1.4 兆円で買収することが発表された．当時，世界第 1 位のメルクの市場占有率が 3.9% であるのに対して，新生グラクソ・ウェルカム（GW）は 5.3% の最

大企業になると強調された．独自路線を歩もうとしていたウェルカムにとってこの敵対的買収は寝耳に水で，当然阻止する動きをした．一方，グラクソは既にウェルカムの最大株主（39.5% 保有）であるウェルカム財団の根回しをして M&A は成功すると確信していた．ウェルカムは複数の海外企業にアプローチしたが，白馬の騎士は現れなかった．買収阻止の動きにとどめを刺したのは皮肉にもウェルカムのメインバンクであるベアリングス銀行の倒産であった．ベアリングスの若きトレーダー，ニック・リーソンがシンガポールの先物取引で約 1,380 億円もの損失を出したのがきっかけであった．ベアリングス銀行の自己資本金を超過する莫大な額のために，イングランド銀行も再建を断念した．このようにしてウェルカムのメインバンクは 2 月 27 日に倒産した．リーソンは銀行を倒産させた若きトレーダーとして歴史に名を残した．これにより 3 月からグラクソとウェルカムは"友好的"合併へと進んだ．大きな障害の一つに両社の"カルチャー"の違いがあった．ウェルカムが"アカデミック"であったのに対し，グラクソは"ビジネス主導"といわれる路線をとっていたのである．加えて合併後の社員数の 11% 以上にあたる 7,500 人のリストラもあり，動揺が広がった．

　一方で，両社とも，1 つの製品で急成長してきた歴史がある．1980 年と 1994 年の売上高を比較すると，グラクソは胃潰瘍治療薬「ザンタック」のおかげで 800 億円から 7,500 億円に，ウェルカムはヘルペス治療薬「ゾビラックス」（アシクロビル）のおかげで 1,300 億円から 3,500 億円に伸びてきた．「ゾビラックス」の 1994 年度売上高は約 1,400 億円で，「ザンタック」同様，1997 年に特許が切れるという問題を抱えていた．ウェルカムの処方薬売上高の 43% を占めていたという点でも状況はグラクソと似ていた．もう一つのウェルカムの主力商品は，1992 年に上市した抗 HIV/AIDS 薬「レトロビア」（AZT）だった．1994 年の「レトロビア」の売上高は 320 億円で，年間 37% と驚異的に伸びてはいたものの，特許切れのダメージを吸収するには小さすぎた．

　世界最大の製薬企業 GW が誕生したといっても一時的に膨らんだ風船のようなもので，1997 年に主力商品の特許が切れれば小さくなる．したがって，この M&A は自力成長のための時間稼ぎともいえる短期的戦略にすぎない．事実，合併時の 1995 年時点での世界市場占有率 5.34% は 1999 年には 4% に低下

していた．メルク（4.5%），ノバルティス（4.3%）が急速に伸びていて，世界第3位にまで落ちこんでいた．それでもGWの合併は短期戦略としては成功したと見られている．グラクソとワーナー・ランバートはOTC薬に特化した合弁会社グラクソ-ワーナー・ランバートを1993年に設立していたが，1996年にワーナー・ランバートに900億円で売却した．買収費用を早く回収して経営基盤を安定化するためである．まさか4年後にワーナー・ランバートがファイザーに買収されるとはだれも予想だにしなかった．

1998年2月，スミスクライン・ビーチャム（SKB）とGWは"対等合併"してグラクソ・スミスクライン（GSK）を形成すると発表した．そしてこの時価総額17兆円のGSKはゼネラル・エレクトリック（GE）に次ぐ世界第2位の会社になると発表された．ゲノム時代を迎えて増大する研究開発費を捻出し，営業力を強化して競争力を高めるといった合併のメリットがアピールされた．証券市場も合併を歓迎した．世界の医薬品市場占有率で見ると，グラクソは1994年の4.87%が1995年のウェルカムとの合併後には4.6%に，1999年にはメルク，ノバルティスに続く世界第3位（市場占有率4%）にまで落ちこんでいた．一方のSKBも1988年の3.44%は2.9%まで落ちこんでいた．敵対的買収を仕掛けるだけの資金もなく"対等合併"という手法をとらざるをえなかったのであろう．まさに，下り坂に向かう企業同士が問題先送りのために行った"対等合併"であった．

SKBの「タガメット」は，特許が切れる1994年前年まで総売上高の25%を占めていた．ちなみに「タガメット」は，発売開始から17年間で総額1兆4,000億円を売り上げた．ブロックバスターの一つといわれた所以である．ファイザーの「リピトール」の製品寿命が切れるまでの総売上高15兆円と比べると，わずか1/10にすぎないが．幸か不幸か1998年のGSK合併話は立ち消えとなった．上層部のエゴがぶつかって破談になったともうわさされている．破談になった時の株式市場の反応として，グラクソ株は急上昇しSKB株は急降下したことが，それぞれの企業の置かれた立場を如実に表している．SKBは薬害訴訟に苦しむアメリカン・ホーム・プロダクツ（AHP）との合併交渉に進むことになる．

2000年1月，一度は破談になった"対等合併"が合意され，世界最大の会

社になると正式発表された．合併後の社員 105,000 人のうち 15,000 人（15%）は職がなくなることも明らかにされた．しかし株式市場は敏感に反応し，取引開始の時価総額約 13 兆円は 1 日で約 11 兆円に下がった．リストラを含めた経費削減が少なすぎるという理由からである．合併効果が上がっていることを株主に示すためには，開発候補化合物がどれだけ増加したかを示すのが常套手段である．事実，GSK は第 I 相臨床試験に入った化合物の数が 2001 年 15 個，2002 年 25 個，2003 年 32 個と増えていることを強調した．しかし，株主にとって第 I 相試験はお金もかからずハードルもほとんどない試験だけに，企業業績には影響ないとして評価しなかった．この結果，株価は長期間にわたって低迷した．事実，大型新薬といわれるものはほとんど生まれなかった．

その後の GSK は生産性の低下する大型 M&A を避けて，ワクチンなど事業強化のために中小企業を中心とした買収を進めた．最近ではループス腎炎治療薬で収益を上げている Human Genome Sciences（HGS）を 3,600 億円で買収した程度である．これによって糖尿病や心血管系でも開発中のパイプラインも拡充できた．GSK の M&A の歴史を図 6 に示した．

以上，ファイザーと GSK の M&A ケースを見てきたが，企業買収は巨額の資金力，安定性，成長性など企業の総合力という裏付けがあって初めて行える手法である．独自の戦略に沿って事業再編を進められるため，買収後の成功確率は高い．もちろん，買われる側は大変である．ノバルティスとサノフィの合併の歴史を図 7 と図 8 にまとめた．ノバルティスの誕生にあたっては，サンドが"独裁的"，"階級的組織"なのに対し，チバ・ガイギーは"対等"，"マトリックス組織"といった異なる文化を融合させなければならなかった．ノバルティスではサンドの組織運営法と成果主義をとった．一時期，ロッシュの大株主となって合併を試みたこともあったが，ロッシュ側がノバルティス CEO のダニエル・バッセラの強引な手法に反発して，いかなる形での合併も拒絶した経緯がある．ノバルティスは M&A をうまく活用して事業の多角化に成功しており，世界第 1 位の製薬企業になるのも近い．サノフィの M&A を見ていると，フランスとドイツの企業群が中心で，最終的にフランスが主導権をとったという印象がある．

買収するだけの資金がなければ対等合併の道がある．"対等"といえば聞こ

3-4 グラクソ・スミスクライン（GSK）の M&A ケース　57

〈GSK に吸収された企業群〉

1995年
グラクソ
売上高 7,800 億円
世界第 2 位

ウェルカム
売上高 3,600 億円
世界第 20 位

1.4 兆円で買収

グラクソ・ウェルカム（GW）
売上高 1.2 兆円
市場占有率 5.3%
世界第 1 位

1999年
GW
売上高 1.4 兆円
市場占有率 4%
世界第 3 位

2000年
GSK
売上高 2.4 兆円
市場占有率 7.1%
世界第 1 位

2001年
GSK
売上高 2.5 兆円
市場占有率 7.0%
世界第 2 位

2010年
GSK
売上高 3.7 兆円
市場占有率 7.0%
世界第 6 位

2012年
Human Genome Sciences（HGS）を 3,600 億円で買収

1989年
スミスクライン・ビーチャム（SKB）
世界第 4 位

1999年
SKB
売上高 8,500 億円
市場占有率 2.8%
世界第 9 位

臨床検査事業を 1,300 億円でクエスト・ダイアグノスティックスに売却

ビーチャム

スミスクライン

1980年買収

アラガン

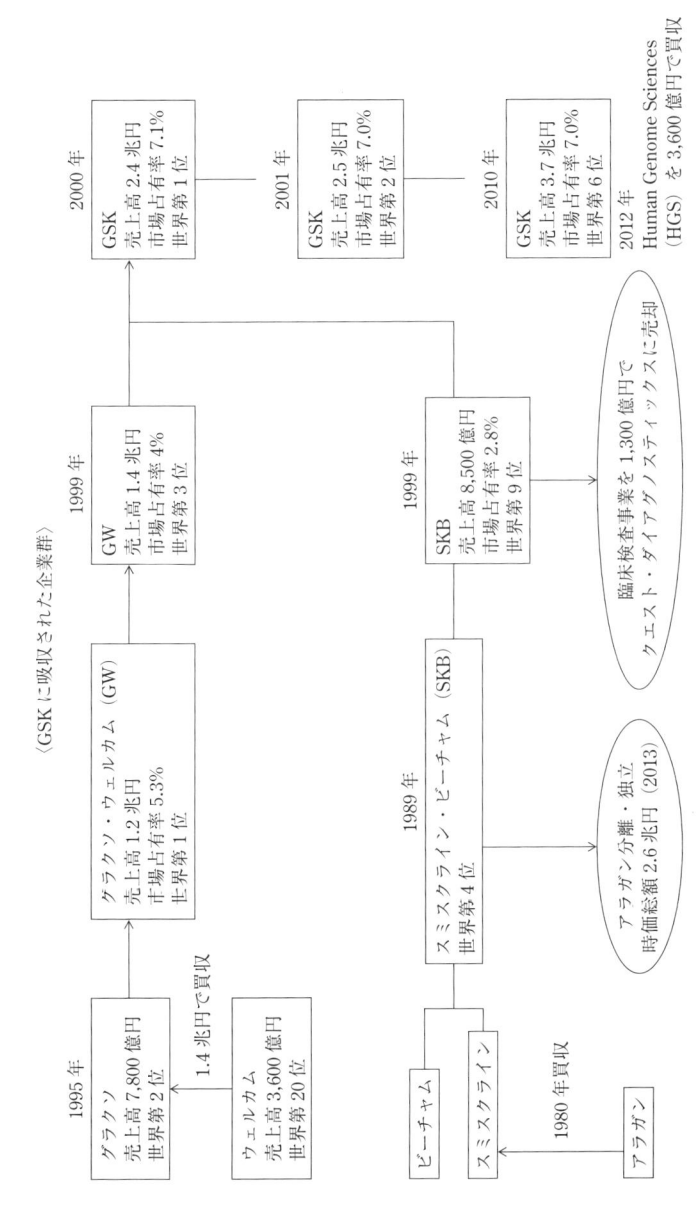

アラガン分離・独立（2013）
時価総額 2.6 兆円

図 6　グラクソ・スミスクライン（GSK）の M&A の歴史

58   3. メガファーマの生き残りをかけた戦い

〈ノバルティスに吸収された企業群〉

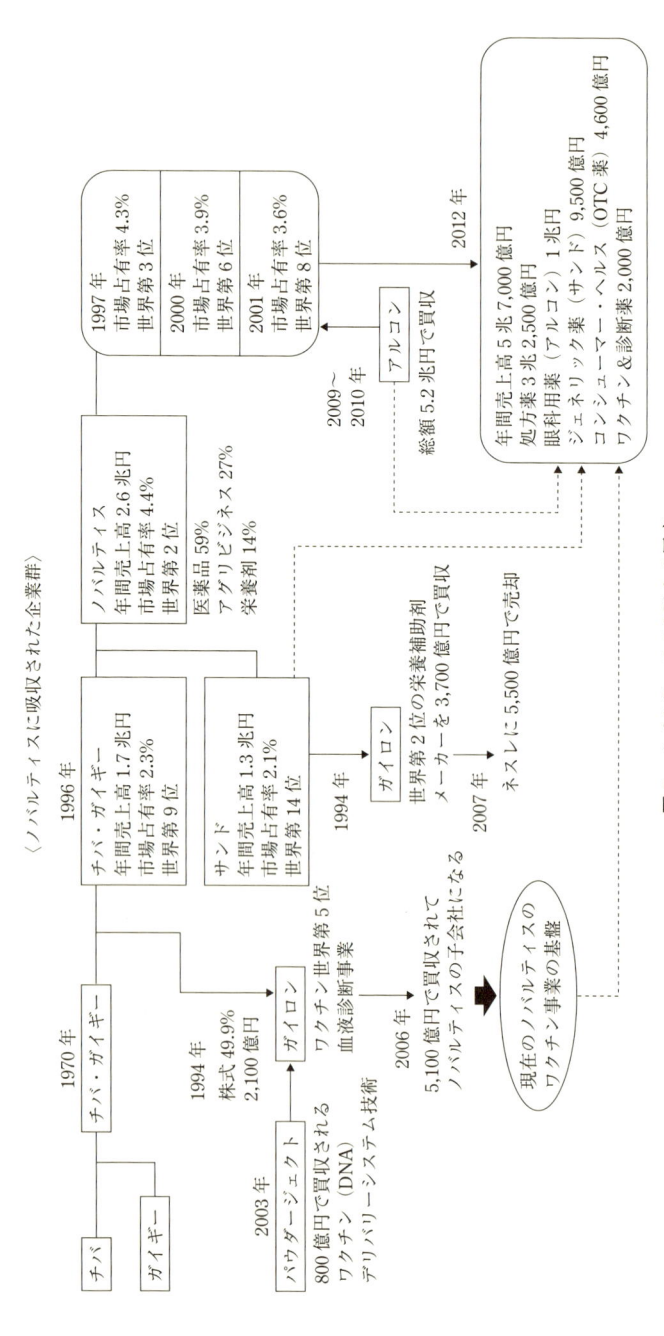

```
チバ
ガイギー
      └─ 1970年 チバ・ガイギー
                   │
                   1996年 チバ・ガイギー
                   年間売上高 1.7 兆円
                   市場占有率 2.3%
                   世界第 9 位
                        │
                        ├── サンド
                        │   年間売上高 1.3 兆円
                        │   市場占有率 2.1%
                        │   世界第 14 位
                        │        │
                        │        1994年 ガイロン
                        │        世界第 2 位の栄養補助剤
                        │        メーカーを 3,700 億円で買収
                        │        2007年 ネスレに 5,500 億円で売却
                        │
                        └── ノバルティス
                            年間売上高 2.6 兆円
                            市場占有率 4.4%
                            世界第 2 位
                            医薬品 59%
                            アグリビジネス 27%
                            栄養剤 14%
                                 │
                            ┌────┴────┐
                            │         │
                         1997年      2009〜
                         市場占有率 4.3%  2010年
                         世界第 3 位    アルコン
                                      総額 5.2 兆円で買収
                         2000年
                         市場占有率 3.9%
                         世界第 6 位

                         2001年
                         市場占有率 3.6%
                         世界第 8 位
                                 │
                              2012年
                              年間売上高 5 兆 7,000 億円
                              処方薬 3 兆 2,500 億円
                              眼科用薬(アルコン) 1 兆円
                              ジェネリック薬(サンド) 9,500 億円
                              コンシューマー・ヘルス(OTC薬) 4,600 億円
                              ワクチン&診断薬 2,000 億円

1994年 ガイロン
株式 49.9%
2,100 億円
ワクチン世界第 5 位
血液診断事業

2003年 パウダージェクト
800 億円で買収されるワクチン(DNA)
デリバリーシステム技術

2006年
5,100 億円で買収されて
ノバルティスの子会社になる

現在のノバルティスの
ワクチン事業の基盤
```

図7 ノバルティスのM&Aの歴史

3-4 グラクソ・スミスクライン（GSK）のM&Aケース　59

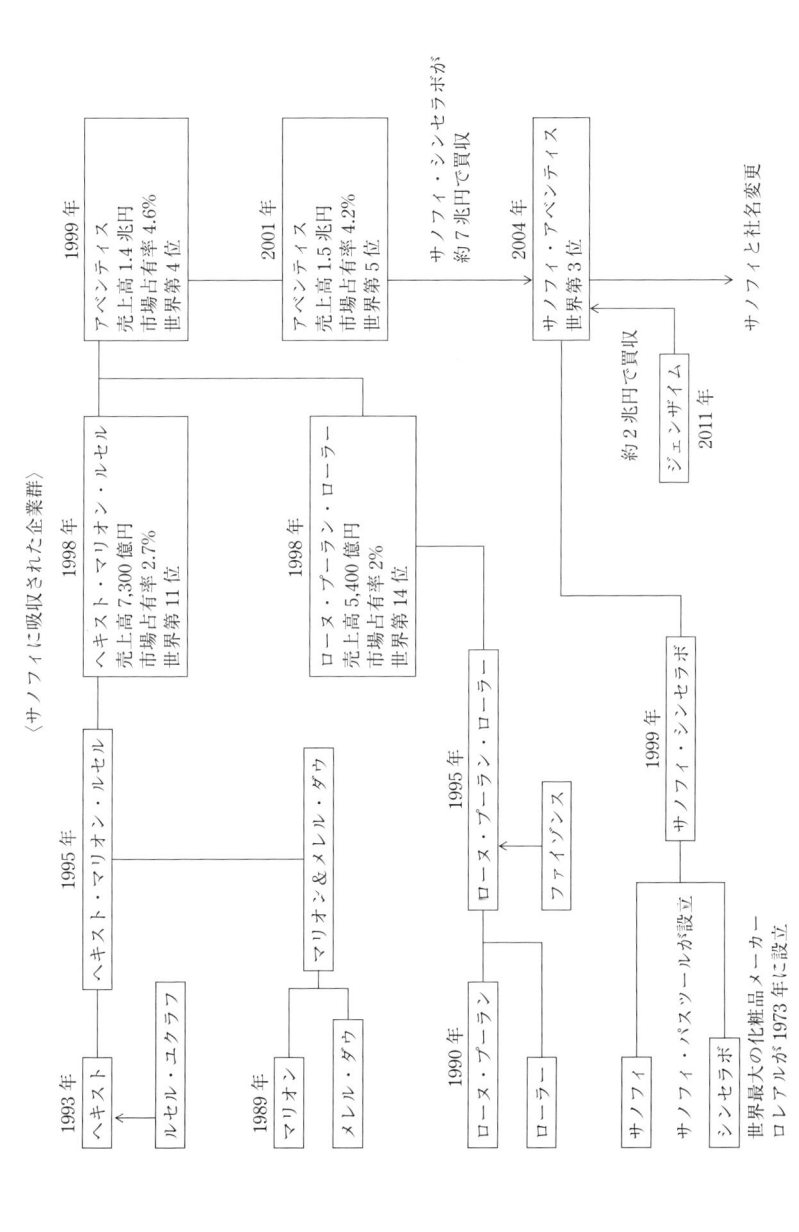

〈サノフィに吸収された企業群〉

```
1993年  1995年              1998年                    1999年          2001年          2004年
ヘキスト─ヘキスト・マリオン・ルセル─ヘキスト・マリオン・ルセル  アベンティス    アベンティス     サノフィ・アベンティス
        │                  売上高7,300億円          売上高1.4兆円   売上高1.5兆円   世界第3位
ルセル・ユクラフ              市場占有率2.7%          市場占有率4.6%  市場占有率4.2%
                            世界第11位              世界第4位       世界第5位

1989年  1995年
マリオン─マリオン&メレル・ダウ
メレル・ダウ

1990年          1995年              1998年
ローヌ・プーラン─ローヌ・プーラン・ローラー  ローヌ・プーラン・ローラー
ローラー          ↑                  売上高5,400億円
                ファイゾンス        市場占有率2%
                                    世界第14位

                    1999年
サノフィ──────サノフィ・シンセラボ
サノフィ・パスツールが設立
シンセラボ
世界最大の化粧品メーカー
ロレアルが1973年に設立
```

サノフィ・シンセラボが
約7兆円で買収

約2兆円で買収
ジェンザイム
2011年

サノフィと社名変更

図8　サノフィのM&Aの歴史

えはいいが，"対等"であるがゆえに意思決定は遅れ，決定しても不満・不安がいつまでもくすぶり，モチベーション・生産性は必ず下がる．しかもその後遺症は長期にわたる．日本の鉄鋼産業や銀行の対等合併にも見られるように，異なった文化が完全に融合するまでには最低でも 10 年近くかかった．日本でもアステラス（山之内・藤沢），第一三共，田辺三菱，大日本住友などが対等合併して誕生した．今後，これらの日本企業が国際競争の中でどう展開するか，関心が持たれている．

2012 年のメガファーマの決算報告書を比較すると，「2010 年問題」といわれた主力製品の特許切れの影響，発展途上国における対応の明暗，今後成長する企業・低迷する企業などがはっきりと見えてきた．2012 年度の売上高はファイザー 5 兆 8,986 億円（前年比－10%），ノバルティス 5 兆 6,673 億円（前年比－3%），ロッシュ 4 兆 9,290 億円（前年比＋4%），メルク 4 兆 7,300 億円（前年比－2%）と，非常に接近してきたことが読み取れる．中でもファイザーは主力製品「リピトール」の特許切れの影響もあって，米国内総売上高－15%，海外総売上高－6% と，落ちこみがひどい．GSK は全売上高に占める発展途上国の寄与率は 26%（成長率 10%）と，欧米の低迷を補うようになった．サノフィも全売上高の約 1/3 は発展途上国（成長率 8.3%）が寄与している．一方，アストラゼネカ（2 兆 8,000 億円：前年比－15%）やブリストル・マイヤーズ・スクイブ（BMS）（1 兆 7,600 億円：前年比－17%）のように，業績が悪化している企業もある．この 2 社は 2016 年までには売上高の半分以上を占める主力製品の特許が切れる．それを補うべき新薬候補化合物は，両社とも開発後期段階で失敗しているだけに時間との勝負である．一連の M&A を振り返って，松尾芭蕉の句「夏草や兵どもが夢の跡」を思い浮かべる人がいるかもしれない．

3-5　M&A と研究開発効率

製薬会社は M&A ばかり続けているが，いったい研究開発効率はどうなっているのだろう．大型 M&A を繰り返したファイザーのケースを見てみよう．ワーナー・ランバートを買収する前年の 1999 年度の売上高は，ファイザー 1 兆 6,200 億円，ワーナー・ランバート 1 兆 2,000 億円であった．合併により年間

研究開発費（research & development：R&D）も 4,700 億円と巨額になった．大型合併だからといって両社の研究開発費が足し算されるわけではない．ワイスを買収する前の 2008 年の研究開発費はファイザー 7,950 億円，ワイス 3,370 億円の計 1 兆 1,300 億円であった．これが合併後には 9,000 億円前後になったわけであるから，2,300 億円減少した．合併は必ず研究開発費のコストセーブを伴う．もちろん，真っ先に行うのは間接部門の削減や工場の合理化である．それでもいくつかの大型合併を繰り返せば，研究開発費は膨張し続ける．

〈ファイザーの研究開発費〉
2003 年　7,487 億円
2004 年　7,684 億円
2005 年　7,442 億円
2006 年　7,599 億円
2007 年　8,089 億円
2008 年　7,945 億円
2009 年　7,824 億円
2010 年　9,483 億円
2011 年　9,100 億円

2012 年にやっと 7,800 億円まで低下したが，10 年間で 8 兆円近い研究開発費を投入されたことになる．売上高に占める研究開発費の割合も過去は 20% もあったのが，2012 年には 11% まで下がった．米国研究製薬工業協会（PhRMA）の会員企業の研究開発投資の平均値 10〜13% とも一致している．化学産業の平均値 9% よりはやや上だが，精密機器，鉄鋼，金属産業などと同じレベルまで低下した．製薬企業は研究開発型産業として位置づけられてきたが，もはや幻想にすぎないことが明らかである．これだけ巨額の投資をしてもそれに見合う新製品が生まれなかった．

M&A が研究開発におよぼす影響について，ファイザーの前の R&D 最高責任者 John LaMattina が，"The impact of mergers on pharmaceutical R&D" というタイトルで *Nature Reviews Drug Discovery*, **10**：559-560（2011）に投稿しているので紹介する．過去 15 年間におこった巨大な企業合併は短期的なビジネスに動機づけられたもので，R&D 機能が荒廃を余儀なくされたいくつかの要因を挙げている．1990 年代と比べて近年は新薬承認数が減少したとよくいわれるが，LaMattina は面白い説明をしている．

「1990～1999年は年間平均31品目承認されていた．1996年の54品目をピークとして，2000～2009年では年間24品目まで低下した．これと対比して，PhRMAのメンバー企業が，1988年には42社あったのが現在ではたった11社（25%）しか残っていない点を挙げている．1990年代に新薬承認を受けたほとんどの企業はすでに消えてしまい，承認された"新薬"も同じ標的分子を対象とした類似品ばかりで多様性に欠ける．」

大型M&Aは非常に多くの労力を要し，研究開発の生産性低下は数年にわたって後遺症として残ることは確かである．どの企業も最初に行うことは身近な食糧源となる開発後期段階（第III相）のパイプラインの精査である．次に第II相，最後に開発初期段階第I相のレビューに入る．ファイザーの場合，100プロジェクト近いテーマが開発中止になった．連日会議で明け暮れる．企業買収のケースでさえこれだけの労力を必要とするので，ましてや"対等"合併ともなればケンケンガクガクで無駄な時間を費やすことになりかねない．

面白いのは，精査したつもりでも想定外のことがおこることである．信じられないかもしれないが，グラクソが1980年代に胃潰瘍薬「ザンタック」を米国で発売開始した時は，年商100億円程度の予測をしていた．それが4,000億円を超えるとは想像もしていなかった．また，ワーナー・ランバートが「リピトール」をファイザーと共同販売した時も年商300億円あればよしとしていた．それが1兆3,000億円に成長すると予想できた人はだれもいなかった．マーケティング部門はもっともらしいシナリオを作るのがうまいが，市場予測がいかにいい加減かがわかる．

メガファーマがM&Aに明け暮れた2000年から2007年にかけて大型M&Aを選択しなかったノバルティスは，米国で15品目の新薬承認をとった．メルクの9品目，ファイザーの12品目と比べても生産性の高さがわかる．2013年現在，139薬剤を臨床試験中であるが，研究開発に専念した成果といえよう．しかも，そのうちの73プロジェクトは新規化合物で，2017年までに15種類のブロックバスター新薬が誕生すると予測されている．最もパイプラインが充実している企業といわれる所以である．だからこそM&Aなど必要とせずに世界第2位にまで成長した．2010年にアルコンを買収したことで年商1兆円の眼科領域を強化したのが特筆される．眼科用薬の多くは既存薬の応用であるだ

けに，ノバルティスのように多様な処方薬を保有する企業にとっては理にかなった戦略である．

LaMattina はイーライー・リリー CEO の John Lechleiter が，企業の成長戦略としての大型 M&A は行わず，シェーリング・プラウを買収したメルクの新しい CEO の Kenneth Frazier は短期的視野での研究開発費のカットはしないことを最後に紹介している．しかし，多くの主力商品の特許が切れる「2015年問題」が次の巨大 M&A を引き起こす可能性は否定できない．

3-6　エンドレスに続くリストラ

過去 10 年以上にわたる一連の M&A に加えて，所要製品の特許切れに伴う業績低迷，開発品の臨床試験失敗，事業集約など，さまざまな要因で膨大な数の社員がリストラされてきた．最近でもリストラは続いている．主なニュース記事だけを以下にリストしてみた．

〈近年行われたリストラ〉
- 2005 年：　メルク，「バイオックス」の副作用問題で 7,000 人解雇（社員の 10%）．
- 2007 年：　ファイザー，「リピトール」の後継薬と目されてきた「Torcetrapib」が副作用により開発中止となり，1 万人解雇（社員の 11%）．
アストラゼネカ，収益悪化で 7,600 人解雇．
アムジェン，2,200～2,600 人解雇（社員の 12～14%）．
GSK，特許切れのため生産工場の縮小で 620 人解雇（工場スタッフの 20%）．
- 2009 年：　J&J，業績低迷で 9,100 人解雇（社員の 7%）．
メルク，シェーリング・プラウ買収に関連して 15,300 人解雇．
- 2010 年：　GSK，ビジネス領域の見直しで 3,000 人解雇．
アストラゼネカ，業績低迷で 8,000 人解雇（社員の 16%）．
- 2011 年：　メルク，喘息薬の特許切れで 13,000 人解雇（社員の 13%）．
アストラゼネカ，米国営業管理部門の 1,150 人解雇．
- 2012 年：　アストラゼネカ，営業利益 8.3% 低下で 7,300 人解雇．

製薬企業全体としてのリストラの推移を見てみよう.

〈製薬企業界のリストラ数〉
2003 年　28,519 人　　　2008 年　43,014 人
2004 年　15,640 人　　　2009 年　61,109 人
2005 年　26,300 人　　　2010 年　53,636 人
2006 年　15,638 人　　　2011 年　21,580 人
2007 年　31,732 人　　　2012 年　14,150 人

このように,2003 年から 2012 年までの 10 年間で 31 万人以上が職を失った.大型合併を繰り返したファイザーは 2005 年から 2009 年までに約 4 万人をリストラした.さらに,ワイス買収に伴い 2009～2012 年に 19,000 人をリストラすると発表した.アストラゼネカも 2012 年までの過去 5 年間で約 3 万人をリストラしたが,業績不振が続くだけに,さらに増加すると見られている.

2010 年をピークにリストラは徐々に緩和されつつあるように見えるが,大量の大型製品の特許が切れる「2015 年問題」が間近に迫っている.世界の医薬品総売上高の 1 割（8 兆円以上）の製品の特許が切れる「2015 年問題」は,製薬企業が過去に直面したことのない規模である.このため,大リストラや M&A が再開すると懸念されている.2012 年の調査では,大手製薬企業の社員の 44% は職を失うことを恐れているという結果が出ている.

これだけの人員整理をしているが,いったい製薬企業やバイオテク企業に社員はどれくらいいるのだろう.米国研究製薬工業協会（PhRMA）によれば,メンバー企業（含バイオテク企業）の 2010 年度の社員数は約 68 万人で,その 13%（9 万人）が研究開発に従事している.欧州における製薬会社の雇用統計を見ると,2000 年 536,733 人,2005 年 635,937 人,2010 年 663,503 人とピークに達し,2011 年以降は減少傾向にある.2010 年は多くの主要医薬品の特許が切れ,各国の薬価抑制圧力が強まったため,工場・研究所の閉鎖やリストラで対応した.以下に,世界の製薬企業上位 20 社の 2010 年における全世界の社員数を示した.数年後にこのデータを比較すれば,その企業が上り坂,下り坂にいるか一目瞭然である.

〈製薬企業上位 20 社の社員数（2010 年）〉

ノバルティス	127,700 人	ドイツ・メルク KGaA	39,500 人
J&J	127,600 人	イーライ・リリー	38,300 人
サノフィ	113,700 人	ノボ・ノルディスク	34,300 人
バイエル	113,000 人	第一三共	31,900 人
GSK	100,000 人	武田	30,300 人
ファイザー	91,500 人	BMS	28,000 人
アボット	91,000 人	Mylan	20,000 人
メルク	83,000 人	Actavis	17,700 人
ロッシュ	82,100 人	アステラス	17,100 人
アストラゼネカ	57,200 人	計	約 1,264,800 人
TEVA	45,900 人		

　10 年ほど前までは「医薬情報担当者（medical representative：MR）の数＝営業力」として，経営が苦しくても人員削減の対象とはならない聖域であった．しかし，がん，リウマチなど注射薬のバイオ医薬品が登場したことで，開業医から専門医中心のビジネスモデルに重点が置かれるようになった．バイオ医薬品では，医師の訪問回数を増やしても売り上げが増加することはない．MR も単なる製品知識から高度の専門知識へと質的変化が要求されるようになったわけである．マーケティング戦略が変更したといえる．2010 年前後から多くの MR を抱えた企業は積極的に MR をリストラした．製薬企業は MR をリストラしても医薬品販売業務受託機関（contract sales organization：CSO）を活用すればよいからである．メガファーマでは派遣 MR による固定費削減が急速に進んでいる．製薬企業をリストラされた人の多くは臨床開発業務受託機関（contract research organization：CRO）や CSO に移動していく．製薬企業にとっては業務をアウトソースすることで約 30％ のコストセーブができる．

3-7　ジェネリック薬メーカーの生き残りをかけた M&A

　この 10 年間，我々はややもするとメガファーマの大型 M&A に目を奪われがちだったが，ジェネリック薬メーカーにとっても世界的な価格競争で生き残

るためにM&Aが活発に行われた.

　世界最大のジェネリック薬メーカー TEVA は，1901 年にイスラエルで設立された．1985 年の売上高はわずか 100 億円，1995 年でも 680 億円と，世界のブランド薬メーカーと比べると非常に小さいものであった．しかし，1995 年を境に急拡大し，年間売上高も 2009 年 1.4 兆円，2010 年 1.6 兆円，2011 年 1.8 兆円，2012 年 2 兆円という巨大企業にまで成長した．現在の時価総額は 3.9 兆円で，社員数も 46,000 人いる．どうして短期間でこのような急成長が達成できたのであろう．M&A 以外には考えられない．2006 年に Ivax を 7,400 億円で買収し，2008 年には世界第 4 位の Barr Pharmaceutical を 7,000 億円で，2010 年にはドイツの RatioPharm を 5,000 億円で，2011 年には Cephalon を 6,800 億円で相次いで買収した．わずか 5 年間で 2 兆 6,200 億円もの買収費を使ったのである．2008 年に Barr を買収したことで世界のジェネリック薬市場の 18% を占めるようになった．現在，TEVA のジェネリック薬市場の占有率は 25% を超えるといわれており，世界の製薬企業上位 10 位に名を連ねるところまできた．

　1995 年のサンドとチバ・ガイギーの合併に伴い，ノバルティスが誕生した．処方薬はノバルティス本体が担当し，サンドはノバルティスの子会社のジェネリック薬部門として業務が分けられた．サンドは 2011 年度の年商 9,500 億円で世界第 2 位のジェネリック薬メーカーである．2012 年に皮膚科領域に特化したジェネリック薬メーカー Fougera Pharmaceuticals を 1,500 億円で買収し，世界最大の皮膚科領域のジェネリック薬メーカーとなった．

　世界第 3 位のジェネリック薬メーカーは，めまぐるしい M&A が展開されているため不確実であるが，現時点では 1961 年に設立された Mylan である．2007 年にインドのジェネリック薬メーカーのマトリックス・ラボラトリーズを買収したことで世界第 3 位になった．2007 年にはドイツ・メルク KGaA のジェネリック薬部門も買収した．最近ではファイザーと提携して喘息治療薬のジェネリック吸入剤を手がけている．売上高の推移は 2009 年 5,009 億円，2010 年 5,450 億円，2011 年 6,140 億円，2012 年 6,840 億円と急上昇している．2013 年には注射剤に特化した Agila Specialties を 1,600 億円で買収した．

　これを猛進しているのが Actavis である．10 年ほど前まではアイスランドの

名もないメーカーであったが，1999年から2006年までのわずか7年間で25社以上もの企業を買収した．信じられないほどのM&Aマニアといえよう．Actavisの2011年度売上高は2,500億円で，社員数は1万人を超える規模になった．これをワトソンが2012年に約6,000億円で買収した後，社名を買収したActavisに変更した．世界第3位のジェネリック薬メーカーにかなり接近したといえる．この大きくなったActavisを待ち構えたかのように，2013年にはカナダのValeantが1兆3,000億円で，世界第3位のMylanが1兆5,000億円で買収攻勢をかけた．Actavisもそうはさせまいと，2013年5月にアイルランドの別のジェネリック薬メーカーWarner Chilcottを5,000億円で買収した．規模が大きくなったことでValeantはこの買収競争から脱落した．Mylanが今後どう出るのか，さらには，世界第1位のTEVAと，第2位のサンド（ノバルティス）が買収競争に参加するかどうか注目されている．年間売上高が8,000億円近くなったActavisが今後どうなるかによって，世界のジェネリック薬メーカーの勢力地図が大きく変わるからである．Actavis買収競争には別の側面もある．最近話題になっているグローバル企業の税金対策である．米国における税率は35%であるが，アイスランドに本拠を置けば12%ですむ．

　余談だが2013年8月10日の日経新聞に，製薬企業が税率の低い国に拠点を移しているとの記事が出た．租税回避地に蓄えた資金が多い製薬企業としてファイザー（約7兆円），メルクおよびJ&J（約5.5兆円）がリストされている．前述のActavisも税率の低いアイスランドに移した．記事によれば，米国では海外子会社が得た利益を本国に戻さない限りは課税されない．このため，製薬業界ではグループ企業間でライセンス契約を結び，税率の低い国に利益を移す方法が一般化している．ファイザーは売上高の4割を米国が占めているが，米国での課税をゼロになるように調整していると指摘されている．租税回避や節税自体は合法的な行為ではあるが，行きすぎた節税に対して一般の関心は高くなっている．このため，各社とも海外子会社に対する情報開示が後退している．

　ジェネリック薬メーカーにとってこの数年間は，多くの大型ブランド薬が特許切れした豊作期であった．ジェネリック化したブランド薬市場は，2010年1.5兆円，2011年2.5兆円，2012年2.5兆円と毎年のようにジェネリック薬メーカーに果実をもたらした．最近の米国のデータによれば，ジェネリック薬は

ブランド薬の15%程度の価格で発売されている．米国では処方箋に占めるジェネリック薬の割合は，2000年47%，2005年57%，2009年75%と急速に拡大している．現在では80%を超えたともいわれている．残念ながら日本における処方箋に占めるジェネリック薬の割合は20%程度と低い．ジェネリック薬メーカーの寡占化が進行したことで，上位4社が全米ジェネリック薬市場に占める割合も，1997年当時の35%が2007年には57%にまで拡大した．

海外での戦いが一段落つけば，ガラパゴス化して無防備な日本市場を狙うのは当然である．日本のジェネリック薬メーカーは彼らの数十分の1程度の時価総額である．当然のことながら国際競争力などない．数年前に日本第3位のジェネリック薬メーカー大洋薬品がTEVAに買収されて国内で話題になった．しかし，TEVAにとっては時価総額でわずか1～2%程度の投資で経営権を握ることができる．日本を代表するジェネリック薬メーカーである沢井薬品や東和薬品といえども，売上高や時価総額は低い．加えて，国内メーカーの多くは他社から原薬を購入して混ぜているだけなので，原薬供給のパイプの栓を絞られたらたまったものではない．

第一三共が2008年に4,883億円で株式の64%を取得したインドのランバクシーは，買収直後にFDA査察で医薬品の製造と品質管理に関する国際基準（Good Manufacturing Practice：GMP）違反が明らかにされた．このため，長年にわたって米国への主力製品の輸出禁止という制裁を受け，大きな経営上の痛手を負った．買収からわずか半年で取得額の70%，金額にして3,595億円もの評価損を計上した．第一三共になって初めての赤字決算となった．その後，米国司法省に対して500億円の刑事・民事上の和解金も支払った．第一三共はランバクシーの買収にあたって，創業者兄弟が米国当局の捜査について全貌を明かしていなかったと，重要情報を隠ぺいしたと判断して法的措置をとろうとしているとのニュースも流れている．一方，これだけ巨額の買収するにあたってデューデリジェンスが甘かったとの指摘もある．今後はジェネリック薬も商品差別化の時代に入るだけに，従来のような企業規模や価格競争だけでは通用しなくなる．だからこそ，サンドが皮膚科領域で特化した企業を，Mylanが注射剤で特化した企業を買収し始めて先手を打った．世界の潮流変化を感じ取ることが大切なわけである．

4 世界規模の環境変化に製薬企業はどう対応するのか

4-1 オーファンドラッグ（稀少病医薬品）へのシフト

現在，多くの製薬企業がオーファンドラッグ（稀少病医薬品）に殺到しているが，この原点は1983年に成立した法律"The Orphan Drug Act"にある．1980年代のメガファーマは患者数の多い高血圧症，糖尿病，心臓疾患，関節リウマチなどの生活習慣病に目を向けており，わずか数千人，数万人といった稀少病では採算がとれないと避けていた．米国政府がさまざまなインセンティブをつけてオーファンドラッグ開発を促進させる目的で作った法律である．同様の法律は日本で1993年，オーストラリアで1997年，EUで1999年に設定された．オーストラリア，フィリピン，韓国なども追随した．

稀少病の定義は，米国では患者数が20万人以下，日本では5万人以下，EUでは人口比0.5％以下，…，と国毎に異なる．オーファンドラッグの市場独占期間は，米国は7年，欧州と日本は10年と，国毎に異なる．世界中では約7,000～8,000種類もの稀少病が知られており，毎年250種類近い疾患が見出されている．遺伝性の病気が80％近く占めている．世界保健機関（WHO）によれば，その50％は小児で発症し，30％の患者は5歳未満で死亡している．個々の稀少病の患者数は少なくても，総数で見ると米国2,500万～3,000万人，欧州2,700万～3,600万人と非常に多くなる．世界全体では最大3億人以上はいると推定されている．

1990年代前半はアムジェン，ジェネンテック，ジェンザイム（現サノフィ）などのベンチャー企業の独壇場だった．これらの世界を代表するバイオ企業もこの法律なしには成長できなかった．オーファンドラッグに指定されれば研究開発費は税法上の恩恵（50％カット）を受けられ，同じ成分での第三者の参

入は10年間阻止される．製法や剤型などを改良すればさらに長期間，第三者の参入を阻止できる．薬価も企業が自由に決められる．しかも稀少病は7,000種類もある宝の山である．1989年にアムジェンのエリスロポエチン製剤が上市された時，非常に高い薬価と初年度売上高200億円に世界中が驚かされた．この時期にバイオ医薬に注力した企業と，旧態依然の低分子医薬に固執していた企業とでは，その後の成長の明暗が分かれた．

少し古いデータだが，オーファンドラッグの市場規模は2005年5兆4,500億円，2006年5兆8,700億円，2009年8兆4,900億円と急拡大している．米国市場がその過半数以上を占めている．この中でも高価なバイオ医薬の占める割合は高く，2009年度は5兆4,600億円を占めていた．低分子医薬品は2兆5,000億円程度である．2014年にはオーファンドラッグに占めるバイオ医薬は7兆6,200億円になると推定されている．上市されている薬の1/3は1,000億円製品である．代表的なオーファンドラッグの売上高を眺めてみよう．非ホジキンリンパ腫治療薬「リツキサン」の2010年時点での年商5,600億円を筆頭に，加齢黄斑変性治療薬「ルセンティス」，ヒト成長ホルモン製剤「ソマトロピン」，サリドマイド誘導体の多発性骨髄腫治療薬「レブラミド」など，2,000億円，3,000億円を超えるものが10種類近くある．しかも，8,000種類近くある病気のわずか2%しか薬がない宝の山である．このため，既に世界の製薬企業の上位10社のほとんどがオーファンドラッグに参入している．2012年にFDA承認された新薬43種類のうち，15種類はオーファンドラッグである．古くから知られている薬であっても，オーファンドラッグであれば"新薬"として衣替えできる．いくつかの例を紹介する．

a. サリドマイド

数十年前に世界中で多くの奇形児が生まれるという悲劇を引き起こした「サリドマイド」も，オーファンドラッグとして再復活した．最初はハンセン病の治療薬として承認され，その後，ベーチェット病，全身性エリテマトーデス（SLE），AIDSのカポジ肉腫，皮膚がん，腎臓がん，多発性骨髄腫（MM），難治性骨髄腫などへと適応症を拡大した．現在では年商450億円を超え，世界で最も売られている医薬品の上位200位内に入るまで成長した．もともとは

1964年にエルサレムのハンセン病病院でハンセン病患者に多発する難治性の皮膚炎（結節性紅斑）に劇的な効果があることが確認されたのが始まりである．このように古くから"公知の事実"があっても，1998年にハンセン病治療の"新薬"として承認された．もちろん催奇性の危険があるため，厳しい使用条件がつけられている．

「サリドマイド」は，ブラジルなどでは今でも1錠7円で発売されている．開発したセルジーンは，1998年にハンセン病の承認をとるやいなや1錠600円に，MMの適応が加わると1錠5,300円に引き上げた．同じ容量の錠剤にもかかわらず，どうして7円の薬が5,300円になるのか首をひねる人も多いことだろう．製薬企業にとっては理想的なビジネスモデルである．非常に安価な薬なので，売上高のほとんどが利益ということになる．2003年にMMとしてのオーファンドラッグの指定を受けたミレニウム（現武田）の抗がん剤「ベルケード」は，年間薬剤費500万円もする．英国国立医療保険研究所（NICE）は，承認にあたって，安価な「サリドマイド」を第一優先とすることを勧告した．

一方，「サリドマイド」には重篤な神経毒性を生じるリスクがあり，長期使用が難しいという難点があった．それを改良した後続品「レナリドミド」を2005年に年間薬剤費約1,600万円で発売した．類似構造を持つ簡単な化合物であることは，化学の基礎知識がある人間ならだれでもすぐにわかる．オーファンドラッグ開発という"錦の御旗"があるので，わずか数年で開発できる．しかし，どういう根拠で年間1,600万円もの薬剤費になるのかわからない．セルジーンは社会的批判をかわすために，年収380万円以下で健康保険が適用されない患者には無料提供すると宣伝している．オーファンドラッグで儲けている企業のほとんどは患者の約10%を対象とした"薬剤無料提供プログラム"（Free Drug Program）で社会貢献していると宣伝している．自分たちは社会に対して良いことをしていると思わせるための"グリーンウォッシング"な手法だという人も多い．

b. コルヒチン

ユリ科のイヌサフランは，紀元前から痛風治療薬として使われていた．薬効が発現するまでに半日以上もかかるため，服用を間違えて手遅れとなって死ん

だ人もいる．その活性成分がコルヒチンで，50 年以上も前から痛風治療薬として発売されてきた．コルヒチンは，好中球の遊走を抑制することで抗炎症作用を示す．2009 年，FDA は URL Pharma に対して，家族性地中海熱（familial Mediterranean fever：FMF）の適応でオーファンドラッグ「Colcrys」を承認した．コルヒチンには血清アミロイド A タンパクの産生抑制作用があり，FMF における重篤な腎障害の原因となるアミロイドーシスの進行を抑えることができるからである．このためコルヒチンはさまざまなアミロイドーシス関連の疾患や，強皮症，ベーチェット病などの難病にも適応外使用されている．

　この疾患は，地中海沿岸に多くみられる遺伝性の疾患で，高熱と腹痛を伴い，放っておくと命を落とすこともある．治療法としては繰り返し輸血をすることだが，毎年数十万人の子供たちが死んでいる．古代にマラリアが風土病として猛威をふるったアフリカ・サハラ以南などの地域で頻繁に発症する．発症頻度の高い人種はトルコ（1/1,000），アラブ（1/2,600），スペイン・ポルトガル系のユダヤ人（1/250～1/2,000），米国（1/500）である．不思議なことにアシュケナジ系のユダヤ人では発症頻度が極端に低い．日本にも少数だが患者がいる．FMF の保因者はマラリア寄生虫に抵抗性があるため感染しない．長い年月をかけてマラリアから人類が身を守るために獲得した血色素遺伝子の突然変異のおかげである．保因者の親にとってはありがたい因子だが，両親が保因者の場合，生まれた子供は血色素の突然変異を 2 倍受け継ぎ，命に関わる貧血症をおこすことになる．親が遺伝子変異の恩恵に浴する一方で，子供はその被害者になるのだ．将来，マラリアが絶滅できたとしても，既に獲得してしまった遺伝子の突然変異がもたらす病気からは免れえない宿命を負うというわけである．

　遺伝子検査で FMF と確定されると，一生涯にわたり「Colcrys」を服用し続けなければならない．このオーファンドラッグ適応の承認によって，痛風薬としてのコルヒチン価格は，1 錠 10 円から 1 錠 500 円へと 50 倍も跳ね上がった．患者の毎月の薬剤費負担は 3 万円と急増した．古い薬でもオーファンドラッグに指定されればボロイ商売ができる例を紹介した．このようにオーファンドラッグは，対象患者数が非常に少なくても数百億円もの売上高を達成できる．製薬企業は「新薬開発に巨額の投資をしても，患者数が少なければ価格を

高くしなければ回収できない」と主張している．オーファンドラッグの場合，わずか数十人の患者での臨床試験でも承認をとれるので巨額の投資は必要ない．しかも税法上の恩典もある．

「Colcrys」がFMF治療の唯一のオーファンドラッグとして認定されたことで，それまで痛風薬としてコルヒチンを製造販売していた企業との訴訟が繰り広げられた．2012年に武田が800億円でURL Pharmaを買収した．この会社は販売・流通を担い，研究開発・製造を担うのはMutual Pharmaという別の会社が存在する．2010年2月，Mutual Pharmaは1世紀近くにわたって痛風薬としてコルヒチンを製造販売してきたワトソンを訴えた．2010年9月のThe Wall Street Journalによれば，FDAは「Colcrys」を守るために痛風薬としてコルヒチンを製造販売しているメーカーに中止警告まで出したとのことである．古くから世界中で使われてきた薬でも，オーファンドラッグとして認可されるとすごい威力を発揮するのだと実感できる．そして，痛風薬としてであれば世界中からネット購入できるにもかかわらず，高い薬を使わされる現状に驚かされる．

c．コラゲナーゼ

コラゲナーゼは，生物学，薬学，医学研究に関係する研究者が毎日のように使用しているタンパク質加水分解酵素である．組織から細胞を分離する際にコラーゲン分子のペプチド結合を切断するため，目的に応じてさまざまなタイプの酵素を選択している．このようななじみの深い酵素が，オーファンドラッグとして承認された．

2010年，FDAはAuxilium Pharmaceuticalsとファイザーが開発していたデュプイトレン拘縮治療薬としての注射コラゲナーゼ製品「ジアフレックス」をオーファンドラッグとして承認した．多くの人はこの病気は何だと疑問を持つだろう．それほど耳にする機会がないからである．コラゲナーゼの酵素機能が欠損・不足する進行性の遺伝病で，コラーゲンが蓄積して手のひらの内部の腱膜という繊維組織の束が肥厚収縮する病気である．手や指の関節が動かなくなるため，字を書くのさえ不自由になる．40歳以降の男性に多い．ロナルド・レーガン（元米国大統領），マーガレット・サッチャー（元英国首相），ミシ

ャ・ディヒター（クラシック・ピアニスト）など，多くの著名人が罹ったことで有名になった．人種差に関係なく発症するが，北欧人の発症頻度が最も高い．コーカサス系全体としては人口比 3〜6% と発症頻度が高い．これだけ多くの潜在患者がいるにもかかわらず治療薬がないこともあって，1996 年にオーファンドラッグ指定を受けて開発を進めていた．それまでは外科手術が主流であったが再発するケースも多かった．患者 306 人に「ジアフレックス」を注射したところ，64 人の患者の指がまっすぐに改善された．今でも外科手術の方が良いという医師もいるが，患者の多くは注射治療を望むようになった．

「ジアフレックス」は，稀少病であるペイニー病治療薬としての開発も進めており，2013 年 9 月までに FDA の審査が終了する．コラーゲン蓄積により陰茎が勃起時に弯曲するため，男性にとって性行為時に苦痛を伴う病気である．病気が病気だけに治験患者のリクルートにも苦労しており，臨床結果も公開されていない．2011 年，日本における「ジアフレックス」の販売権が旭化成ファーマに 15 億円で売却された．治療コースにかかる薬剤費は約 54 万円と高いため，2010 年の承認時には年商数百億円の製品と期待された．

この薬の開発経緯にはさまざまなドラマがあった．1957 年に設立された BioSpecifics Technologies が最初に開発を手がけた．コロンビア大学の研究者 Ines Mandl がバクテリアからこの酵素を単離した．これに目をつけた起業家 Ed Wegman が設立したのが BioSpecifics である．数十年にわたってさまざまな適応症を検討した．2004 年には資金切れのため Auxilium にライセンスされた．「ジアフレックス」が承認された時，90 歳を超えていた Mandl は，すべての株を既に売り払っており，「もし保有していたら大金持ちになったのに……」と悔やんだ．一方の創業者の Wegman は，FDA 承認を目にすることなく 87 歳で死亡した．BioSpecifics にとって，自動的に入ってくる「ジアフレックス」の売上高の 11% の収入は十分に魅力的であった．

ファイザーは「ジアフレックス」の欧州販売権を得るためにアップフロントフィー（ライセンス時に，開発した企業に支払われる前払い金）として 75 億円を Auxilium に支払った．BioSpecifics にはそのうちの 6 億 4,000 万円がに支払われ，ファイザーの事業がうまくいけば最大 410 億円を追加で得られる予定だった．ところが，2012 年，ファイザーは欧州での販売提携を打ち切り，Auxilium

にすべての権利を戻した．米国における 2012 年度売上高は 60 億円前後で年率 25% の伸びである．米国以外の売り上げ収入はファイザーからの収益を除くと実質は 10 億円程度と，当初の予測よりかなり低い．しかも，市場独占期間は 2016 年までで残り少なく，営業力を注入するには魅力が薄い．コラゲナーゼそのものは特許で守れない．デュプイトレン拘縮やペイニー病への用途特許を押さえてはいるが，市場独占期間が残りわずかとなってどのような動きをするかに関心が持たれている．この意味で，古い薬の「サリドマイド」から物質特許および用途特許で保護される「レナリドミド」への変換は，"温故知新"創薬のモデルケースであろう．

4-2 オーファンドラッグの国民医療保険への影響

　企業の大小を問わずオーファンドラッグに殺到している状況を考慮すれば，高額のオーファンドラッグ市場が急拡大して，ありふれた病気などの医薬品市場が圧迫されることを危惧する人は多い．がん，リウマチなどに罹った患者の多くは，高額医薬品の自己負担で経済的に苦しんでいる．一方，稀少病と認定された患者の場合は，全額公的資金でカバーされる．どちらも患者・家族には精神的にも経済的にも大きな負荷がかかる．低迷する経済と少子高齢化の中で，各国とも医療費抑制，薬価抑制で腐心しているのが現状である．既に欧州ではオーファンドラッグといえども高価すぎるという理由で使用制限も出始めた．また，保険償還対象にしないと製薬会社に圧力をかけることで大幅な値下げをさせている．

　この意味で，医薬品市場全体に占めるオーファンドラッグの将来動向を調査することは喫緊の課題であった．最近，"オーファンドラッグが欧州の医療費に及ぼす影響"を 2010 年から 2020 年までシミュレーションした論文が発表された（*Orphanet Journal of Rare Diseases*, **6**：62, 2011）．それによれば，欧州 27 か国（総人口約 5 億）における稀少病患者数は 2,900 万人（人口比 6%），米国にも 3,500 万人以上いる．難病に苦しむ患者の多さに驚かされると同時に，オーファンドラッグ市場がこのまま拡大し続けた場合の影響が危惧される．**図 9** に示したように，オーファンドラッグの開発は活発化しており，世界市場も年

(種類)
200
150
100
50
0
  '02 '03 '04 '05 '06 '07 '08 '09 年

オーファンドラッグ (指定) 申請
オーファンドラッグ (指定) 認証
オーファンドラッグ (発売) 承認

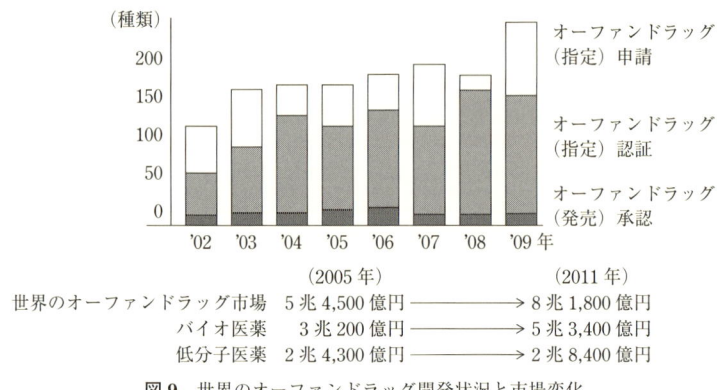

(2005 年)　　　　　　　(2011 年)
世界のオーファンドラッグ市場　5 兆 4,500 億円 ──→ 8 兆 1,800 億円
バイオ医薬　　　　　　　　　3 兆 200 億円 ──→ 5 兆 3,400 億円
低分子医薬　　　　　　　　　2 兆 4,300 億円 ──→ 2 兆 8,400 億円

図 9 世界のオーファンドラッグ開発状況と市場変化
FDA 資料により作成.

率 7% を超える勢いで拡大している.

　世界の製薬企業上位 40 社の年間売上高は 58 兆 3,000 億円で,年間成長率は 4.8% である.オーファンドラッグ市場は 2005 年から 2011 年にかけて年率 10% で伸び続け,2012 年時点で 8 兆 6,000 億円の世界市場を形成している. 2018 年には 12 兆 7,000 億円になると予想されている.市場全体の平均的な伸び率の 2 倍近いスピードで,メガファーマが殺到するわけである.承認された治療薬の数で見ると,2000 年以降,EU では 70 品目,米国でも 400 品目を超えた.現在開発中の治療薬をシミュレーションすると,EU におけるオーファンドラッグは 2020 年には 110 品目になると予測されている.数こそ増えているものの,8,000 種類もある稀少病のうちのわずか 2% の病気が対象である.加えて稀少病は毎年 250 種類が追加されている.いったいどれくらいの市場規模で安定化するのであろう.

　オーファンドラッグが医薬品市場に占める割合を見ると,EU では 2010 年度は 3% であった.世界市場ではオーファンドラッグが約 6% 占めているので,やや少なめである.EU では現在開発中の薬が上市された場合をシミュレーションしても 2016 年度の 4.6% をピークに低下すると予想されている.この予測も,世界市場で比較すると少なめである.理由の一つには,欧州の経済状況の悪さがあり,各国が高薬価のオーファンドラッグの使用制限や価格抑制に乗りだしたからである.欧州では各国が製薬企業と直接交渉して大幅な値下げを

実施できるのに対し，米国では国が値引き交渉することは法律で禁じられている．

高価格のオーファンドラッグが与える社会的インパクトを再確認しておく．製薬企業にとってオーファンドラッグは高収益が期待できる魅力的な市場であるが，生命を脅かされている患者にとって，高額医薬品は，経済的にも社会的にもさまざまな障害となっている．

〈オーファンドラッグの社会的インパクト〉
・高価格のため，保険なしでは治療を受けられない．
・稀少病の患者にとって，中小企業に就労することは，他の社員の保険を圧迫するため，就労機会を失うリスクがある．もちろん，医療コストが高いとの理由でのレイオフは違法である．
・稀少病患者にとって，医療コストをカバーするためには，大企業に入って保険でカバーするのが望ましい．そのための就職活動が大きな精神的負担となっている．
・たとえば，ゴーシュ病患者 1 名を採用した中小企業では，支払う医療保険が 5 年間で 6,000 万円から 1 億 5,000 万円に急増した．経営圧迫により会社を存続させるべきかどうかまで追いこまれた．一例を紹介したが，患者にとっても採用する企業にとっても重い課題である．

4-3　世界で最も高価な医薬品：命の値段を考える

世の中には我々が目を丸くするほど高額な医薬品が満ちあふれている．毎年さまざまなランキングを公表していることで有名な経済誌 *Forbes* は，2012 年度の「世界で最も高価な医薬品 11 品目」を発表した．これらのすべてがオーファンドラッグである．世界中の患者数が数千人，数万人とニッチ領域だが，年間売上高は数百億円もある．暴利をむさぼっていると批判されるのを避けて，「支払い困難な患者の 1 割に対しては無料提供する」という痛くも痒くもない慈善（偽善行為）を行っている．ほとんどの患者は国民医療費なしでは自己負担できないほど高額である．日本でもオーファンドラッグに対する企業の関心が高まっているが，最初に上市するのであれば高い薬価がとれる米国，次

いで欧州の順であろう．

第1位 「ソリリス」（年間薬剤費約 4,000 万円）
- 会社：アレクシオンファーマ
- 欧米の患者数：8,000～10,000 人
- 売上高：2009 年度約 300 億円, 2010 年度約 541 億円

2010 年に日本で承認された際に，「国内患者 440 人，年間売上高 197 億円を目指す」と発表．発作性夜間ヘモグロビン尿症（PNH）の唯一の治療薬で，C5 補体タンパクに対するモノクローナル抗体．後天性の遺伝子変異により骨髄不全をきたす幹細胞異常のため，慢性的に血管内溶血（赤血球破壊）を引き起こす．重症になると定期的な赤血球輸血が必要となる．日本では 2010 年に承認・保険適応となった．1 回あたりの点滴で 1 瓶約 57 万円の薬を 2 瓶, 3 瓶使用し，毎月 2 回の治療を受けるため，診察費や検査費を除いた薬剤費だけでも毎月 230 万円にもなる．低所得者であれば全額公的資金でカバーされるが，多くの場合，高額医療費還付を考慮しても自己負担 3 割は個人が負担できる金額ではない．

第2位 「エラプレース」（年間薬剤費約 3,750 万円）
- 会社：シャイアー，ジェンザイム（サノフィ）
- 全世界の患者数：2,000 人（北米 500 人），日本 120～140 人
- 売上高：2009 年度約 350 億円, 2010 年度約 440 億円

ハンター症候群（ムコ多糖症 II 型）治療薬．X 染色体の遺伝性代謝異常（劣性遺伝）により，代謝酵素イズロン酸-2-スルファターゼが欠損または機能低下し，ムコ多糖類（GAG）が分解されずに細胞内リソソームに蓄積する．進行性の難病で，全身性の臓器・組織障害がおこり，重症の場合は成人することなく死亡する．遺伝子組み換えで作られた酵素の補充療法．1 瓶約 38 万円で週 1 回点滴静注．

第3位 「ナグラザイム」（年間薬剤費約 3,650 万円）
- 会社：バイオマリーン・ファーマ
- 新生児の発症頻度：43 万人ないし 150 万人に 1 人（日本の患者数 5 例）
- 売上高：2009 年度約 168 億円, 2010 年度約 192 億円

マロトー・ラミー症候群（ムコ多糖症 VI 型）治療薬（週 1 回の点滴静注）．

先天性代謝疾患のムコ多糖症の中でも患者数が少ない．急速に進行する重症型と緩徐に進行する軽症型に分類される．5～7歳ごろに成長が止まるため，著しい低身長や特有の顔貌が認められる．無治療の場合，10歳代後半～20歳代前半に心不全や肺炎などに伴う呼吸不全で死亡することが多い．

第4位　「シンライズ」（年間薬剤費約3,500万円）
- 会社：バイロファーマ
- 患者数：欧米約1万人（実際はもっと多く75,000人程度）
- 売上高：2011年度約220億円，2012年度約320億円

遺伝性血管性浮腫（HAE）の治療薬（ヒトC1-エステラーゼ阻害剤濃縮剤）．HAEはC1抑制因子欠損症ともいわれ，体内のさまざまな反応を制御しているというタンパク質が少ないため，精神的・肉体的ストレス，妊娠，月経，外傷などが引き金となって，皮膚，気道，消化管など局所的に浮腫が反復発症．咽頭浮腫では窒息死するリスクあり．

第5位　「フォロチン」（月間薬剤費約300万円）
第6位　副腎皮質刺激ホルモン（**ACTH**）（月間薬剤費約1,000万円）
第7位　「ミオザイム」（年間薬剤費小児約1,000万円，成人約3,000万円）
- 会社：ジェンザイム
- 売上高：2008年度約296億円，2009年度約324億円

ポンペ病（糖原病II型）の治療薬（酵素製剤）．先天的に代謝酵素（α1,4-グリコシダーゼ）が欠損しているため，老廃物として分解されるべきグリコーゲンが細胞内に大量に蓄積されてしまう．心肥大，心筋症などの心筋機能に障害が生じるだけでなく，発育不良，呼吸困難，難聴など多様な症状が現れる．酵素補充療法をしなければ，通常，数年以内に死亡する．2010年に「小さな命が呼ぶとき」という題名で同名の小説が映画化されたことがきっかけとなり，この病気が広く知られるようになった．3人の子供を持つ家庭で，2人の子供がポンペ病と呼ばれる難病に冒されて余命9年を宣告され，ビジネスマンの父親はポンペ病の研究者とベンチャー企業を立ち上げるという実話に基づいたストーリーである．

その他

2012年度末，FDAはNPS Pharmaceuticalsが開発した短腸症候群治療剤「ガ

テックス」を承認した．先天的な場合もあるが，小腸の悪性腫瘍，腸捻転，クローン病などさまざまな原因で小腸の大部分を切除したことに伴い重度の消化吸収障害を生じる病気である．全米では数千人の患者がいる．年間薬剤費が約3,000万円と非常に高額で，2014年度の *Forbes* の高額医薬品の上位にリストされるであろう．年間売上高は350億円と予測されている．武田はナイコメッド買収に伴い「ガテックス」の北米以外の販売権を保有したが，2013年3月に権利をNPSに戻した．

4-4　品位（integrity）：違法行為を続けるメガファーマ

　20年以上前だが，外資系企業の役員会議で"integrity"という言葉が頻繁に使われていた．日本語では"正直"，"誠実"，"高潔"，"清廉"といった意味合いを持つ言葉だが，適切な日本語訳が思い浮かばないので，ここでは"品位"を使う．"品位"の英語である"integrity"や"dignity"をどう区別してうまく使えばよいかわからないが，当時，非常に大切な言葉だということだけが強く記憶に残った．お金至上主義が横行する今日，品位という言葉自体が死語になりかかっている気がする．今日は傲慢（arrogant），無知（ignorant），貪欲（greed）＝AIGが当然の世相である．

　最近，あるきっかけで当時の"integrity"という言葉を思いだした．日本でも話題になったハーバード大学マイケル・サンデル教授の「白熱教室」である．サンデル教授の著書『これからの「正義」の話をしよう──いまを生き延びるための哲学』（早川書房，2010）は，我々が生活していく上で非常に示唆に富む本である．正義（justice）という言葉も死語になりかかっている気がする．その内容の一部を紹介する（［　］は引用者注）．

4-4 品位（integrity）：違法行為を続けるメガファーマ

> 2004年のハリケーン・チャーリーは22人の命を奪い，110億ドルの被害を生じた．1袋2ドルの氷が10ドルで売られ，電気が止まったため250ドルの家庭用発電機が2,000ドルに，普段は1晩40ドルのモーテルが160ドルに，屋根修理も2本の木を取り除くだけで業者は23,000ドルを要求した．「嵐の後でハゲタカがやってきた」と物価の高騰に憤る……．他人の苦境や不幸を儲けの種に，人の弱みに付け込もうとする人間の強欲さには驚きを禁じえない．緊急事態では，切羽詰まった買い手に自由はない．選択の余地がない．ハリケーンの後でおこった便乗値上げは「道徳と法律に関する難問」を提起した．良い社会の土台となる心構えや意識，つまりは品位を育むという問題でもある．
>
> 2008～2009年に金融危機，住宅バブルがはじけて，2008年には米国の家庭は11兆ドルの資産を失った．大手銀行や金融会社を救済するため，ブッシュ大統領は7,000億ドルの支出を議会に求めた．好況時に莫大な利益を上げたウォール街が，景気が悪くなると納税者にツケを払わせるのは公正ではない．「大きすぎてつぶせない」のだ．企業の無謀な賭けが危機を招いたのだが，公正であるべきという配慮よりも，経済全体の破たん回避を優先させて，議会も渋々承認した．この中でボーナス問題がおこった．
>
> 救済資金の支払いが始まると，企業幹部が数百万ドルのボーナスを受け取っているというニュースが流れた．巨大保険会社AIGはハイリスクな投資で破綻に追い込まれていった．にもかかわらず，危機を招いた部門の幹部に1億6,500万ドルのボーナスを払った．国民の間から猛烈な批判の声が上がった．米国政府はAIG株式の80%を保有しているにもかかわらず，ボーナスの撤回を求めてもCEOににべもなく断られた．*New York Times*は，「そうは問屋がおろさないぞ．この欲張りども！」［と書き立てた］．オバマ大統領［は］「AIGが無謀で強欲だったせいで，米国は財政難に陥っている」［とコメントしている．］
>
> 〈『これからの「正義」の話をしよう』より引用〉

病気に苦しむ患者にとっては，切羽詰まって選択の余地のない状況である．いかに高額であろうとも命を長らえさせるためには薬が必要である．しかし，現在の高額医薬品は個人が負担できるレベルをはるかに超えており，公的医療支援なしには恩恵を受けられない．公的支援があるとわかっているからこそ，製薬企業は取りはぐれのない疾患領域に目をつけて必死に新薬を創っている．

抗がん剤，抗 HIV/AIDS 薬，オーファンドラッグといった高額医薬品のビジネスに群がるわけである．国が医療費抑制で苦慮していようが高額医薬品に殺到している．利潤の高さに加えてジェネリック薬が参入しにくいことも魅力的である．大手製薬企業のほとんどは，ほんの 20 年ほど前まではオーファンドラッグには見向きもしなかった．8,000 種類以上といわれる稀少病の宝の山はどんどん掘り尽くされて，医療費が圧迫されることは確実である．

　儲かる商売をしてどこが悪いと反論する人も多いだろう．しかし，違法行為をしてまで売り上げを伸ばすとなると言語道断である．2012 年 9 月の *New England Journal of Medicine* によれば，2009 年からの 3 年間で行った違法行為などに対して製薬企業に対する罰金などの総額は 1 兆 1,000 億円（罰金と和解金）にも上った．その数か月前から多くのメディアが製薬企業の違法行為の全貌を記事にしており，専門誌で正式に明らかにされたわけである．対象となった 26 社がリストされているが，メガファーマ上位 10 社のうち 8 社も入っていたのには世間が驚いた．安全性データの隠ぺい，ドクターへの過剰接待，承認された条件以外（オフラベル）でプロモーション活動したという犯罪行為の手口が明らかになった．*The Wall Street Journal* や *New York Times* では，罰金額が少なすぎるという意見や，法律違反に関与した個人には刑事罰を与えるべきだという主張も出ている．

　米国の医薬品監視団体パブリック・シティズンは，1 億円以上の罰金支払いを命じられた企業を対象に長年にわたってデータを収集し，「製薬企業の刑事民事上の罰金」というレポートを定期的に発表している．1991 年以来，239 件の罰金支払いがあり，罰金額は総計 3 兆 200 億円にも上る．したがって，今回の *New England Journal of Medicine* の発表も氷山の一角にすぎない．2010 年前半までに支払われた罰金のうち，GSK，J&J，アボットの 3 社は全体の 2/3 を占める常習犯であった．この中でも GSK はトップで，糖尿病薬「アバンディア」の適応外使用の販売促進を含む数々の違反で罰金額は 3,100 億円に上った．それに加えて今回の発表である．

グラクソ・スミスクライン（GSK）（罰金と和解金 3,000 億円）

　2012 年 7 月 2 日，米国司法省は GSK が市販薬 3 種類について不正な販売促進活動や，データの隠ぺいや虚偽報告を行っていたことを認め，総額 3,000 億

円を支払うことに応じたと発表した．医薬品関連での罰金支払額としては米国史上最高額である．
・1,000 億円＝3 種類の医薬品についての違法な販促活動，販促活動におけるリベートの支払いに対する刑事上の罰金および科料
・糖尿病治療薬「アバンディア」の安全性と効果について実証されていない主張をしたことに対する 1,700 億円の民事制裁金
・米国メディケイド（低所得者向け公的医療保険）で支払うべき金額を支払わなかった 300 億円の支払い

具体的な内容を説明する．

① 抗うつ薬「パキシル」： 18 歳未満の患者に処方することは承認されていないにもかかわらず，児童への処方をドクターにキックバックを提示して販売促進した．1994 年から 2001 年にかけて行われた 18 歳以下の患者を対象とした臨床試験ではプラセボ群に対して有効性を示せなかったにもかかわらず，2001 年に発表した論文では，「パキシル」は小児でも有効とウソの発表をしていた．副作用面では小児の自殺願望率がプラセボ群より高い結果にもかかわらず，精神科医を招いて豪華な"パキシルフォーラム"を行い，ヨットや気球遊びを楽しませて小児への処方をプロモーションした．2003 年に FDA が臨床試験データを調査したところ，自殺願望率は，プラセボ群 1/87 に対して「パキシル」投与群では 10/93 であった．このため，FDA は GSK に対してブラックボックス警告文をラベルにつけさせた．

② 抗うつ薬「ウェルブトリン」： 抗うつ薬の適応しかないにもかかわらず，医師をラスベガスに招待して豪華なバケーションを提供し，肥満予防，性機能障害，薬物乱用，注意欠陥・多動性障害（ADHD）への処方をすすめた．「ウェルブトリン」のために活動した医師は約 2,750 万円の報酬を受領したことを法廷で証言した．適応外処方のプロモーションに成功した社員はボーナスをもらう一方で，ドクターへのキックバックで問題のあった社員は退職させられた．

③ 糖尿病治療薬「アバンディア」： 「アバンディア」に心疾患系リスクがあることを知りながら，7 年間にわたって FDA に報告せずにデータを隠ぺいした．2007 年，クリーブランド・クリニックの医師が *New England Journal of*

Medicine に「II 型糖尿病患者では心臓発作が生じるリスクが 40% 以上高い」と発表した．GSK 自身が保有しているデータをもとに再解析した結果である．この論文発表を受けて GSK も再解析してリスクが 29〜31% 高くなることを確認しながら，2006 年の FDA 報告では 15 試験の一部しか提示しなかった．2007 年，EU は「アバンディア」の処方を禁止した．2010 年，FDA は厳しい条件をつけて「アバンディア」を継続して販売することを承認した．

この 3 年間での 3 剤の総売上高は，「アバンディア」1 兆 400 億円，「パキシル」1 兆 1,600 億円，「ウェルブトリン」5,900 億円で，総売上高 2 兆 7,900 億円の 10.8% が課金された．過去 10 年間を遡れば途方もない額になり，罰金 3,000 億円程度では低すぎるというのが市民の声であった．一方，この期間中に数百万人もの患者に薬が処方されて病気になった者もいたので，関係者は刑務所に行くべきだという意見も出た．GSK の CEO の Andrew Witty は，不正に関与した社員は解雇処分にすると発表し，米国保健福祉省に対して 5 年間のコンプライアンスに関する合意を結び，重大な違法行為があった場合，経営陣はボーナスを失うという約束をした．

なお，本著を書いている時，GSK による中国での贈収賄事件のニュースが流れた．規制当局，医師などを対象に 6 年間で 500 億円以上もの賄賂を贈ったといわれる．30 人以上もの経営幹部の多くが逮捕されて組織全体が壊滅的なダメージを受けた．営業成績を年率 30% で伸ばすことを目標にして高薬価操作をしたといわれている．薬価抑制政策を進めている中国政府にとって，他の外資系企業への警告の意味も含んだ一罰百戒といえよう．既にいくつかの外資系企業に対しても司法当局が動きだした．中国という特殊環境におけるカントリーリスクもさることながら，製薬企業の品位が問われているともいえる．

ファイザー（罰金と和解金 2,300 億円）

2009 年 9 月 3 日，米国司法省と米国保健福祉省は，ファイザーが鎮痛剤「ベクストラ」など 13 種類の医薬品の販売方法に問題があったとして訴訟をおこされていた問題で，総額 2,300 億円の罰金と和解金を支払うことで合意したと発表した．

・1,300 億円＝「ベクストラ」の違法な販売方法に対する刑事上の罰金
・1,000 億円＝FDA の認可を受けていない用途での販売促進に関する和解金

（米国メディケイド，連邦メディケアなどへの支払い）

米国司法省はアルツハイマー病治療薬「アリセプト」，消炎鎮痛剤「セレブレックス」，高脂血症（脂質異常症）治療薬「リピトール」，高血圧治療薬「ノルバスク」，片頭痛治療薬「レルパックス」，性機能障害治療薬「バイアグラ」，抗生物質「ジスロマック」，抗うつ薬「ゾロフト」，抗アレルギー薬「ジルテック」など多くの薬剤でキックバックしていたことも明らかにした．ファイザーが買収したワーナー・ランバートも類似の違法行為で2004年に430億円の罰金を支払った時，再発防止を確約していたにもかかわらずである．買収した旧ファルマシア・アップジョンの営業スタッフ100人以上を前にファイザー上層部が「ベクストラ」のオフラベル・プロモーションを推進していたことも明らかになった．今回の違法行為は4度目といわれている．これを受けてニューヨーク州のクオモ司法長官は「ファイザーは自社の利益を出すために，米国中の納税者を騙した」とコメントしている．ドクターを豪華なリゾートに招待してゴルフ，マッサージなどを無料提供してプロモーションしたことが指摘されている．

アボット（罰金と和解金1,600億円）

2012年5月．
- 700億円＝双極性障害とてんかんの治療薬「デパコート」を認知症と自閉症患者に違法販売したことに対する刑事上の罰金
- 800億円＝州と連邦政府への和解金
- 100億円＝消費者保護のための政府への支払い

「デパコート」は年間売上高1,600億円のブロックバスターである．アボットは過去にも同様の違法販売などで罰金を繰り返して支払わされた歴史がある．

2003年，614億円．

2010年，コレステロール低下剤「トライコア」のジェネリック薬の参入を妨害したとして，22億5,000万円をニューヨーク司法省に支払う．

2010年，連邦メディケア，米国メディケイドの平均卸売価格を嵩上げして報告し，保険償還額を高くしたことに対する和解金421億円．

2010年，高コレステロール血症治療薬「ナイアスパン」の処方をプロモー

ションするためドクターに対して金銭，旅行券，研究費，貴重品贈与などのキックバックをした．違法行為の罰金と和解金41億円．

2012年5月に司法判断が下されたわずか1週間後に，再度，コレステロール低下剤「トライコア」の違法行為が提訴された．アボットのCEOは一連の違法行為に対する責任をとって，2010年度の年収25億5,000万円を24億円に減額した．一般市民の多くはこの程度の減額でアボットのトップは責任をとったことになるのかと笑い，ネタになった．

ブリストル・マイヤーズ・スクイブ（BMS）（和解金515億円）

2007年9月28日，抗精神病薬「エビリファイ」（大塚製薬より導入），抗うつ薬「セルゾン」および数種類の抗がん剤で違法なマーケティングと価格インフレーション操作したことに対して（ドクターへのキックバック，過剰接待など）．

アストラゼネカ（和解金520億円）

2010年4月27日，抗精神病薬「セロクエル」の違法なマーケティングに対して（アルツハイマー病，認知症，うつ病，不安症，睡眠障害など，FDA承認のない疾患でのプロモーションおよびドクターへのキックバック，接待など）．1997～2009年の対象薬剤の収益2兆1,600億円と比べて，520億円ではわずか2.4%にすぎないとの批判も出ている．

メルク（罰金と和解金950億円）

2011年11月22日，鎮痛剤「バイオックス」をFDA承認のない関節リウマチに対して1999年から2002年にかけて違法にプロモーション．この薬が影響したと推定される心臓発作患者は約9万～14万人で，その半分は死亡．2004年に心臓発作，脳卒中の発症リスクが高いため発売中止したが，この時点で死亡者は全世界で6万人に上る．今回の罰金・和解金は，患者・家族への補償費は含まない．これとは別に，2006年までに180件の「バイオックス」集団訴訟がおこる．2007年に4,850億円を和解金として支払う．

イーライ・リリー（罰金と和解金1,420億円）

2009年2月24日，抗精神病薬「ジプレキサ」を，自宅介護の老人に対して睡眠薬として違法にプロモーション．「ジプレキサ」の副作用が顕著な鎮静作用であることを利用して，適正投与量でも死亡リスクがあるにもかかわらず，

睡眠薬としてプロモーションした．

アムジェン（罰金と和解金762億円）

2012年12月18日，貧血治療薬「アラネスプ」（エリスロポエチン製剤）を，FDAが承認していない，化学療法を受けていない患者に処方するプロモーションをしたとして，罰金136億円，追徴金14億円，和解金612億円を支払うことで合意．バイアルいっぱいに薬剤を入れて提供することで，医師は患者に無料の薬を投与して，正規価格で請求書を発行していた．2006年度の「アラネスプ」売上高は4,100億円と，アムジェンのドル箱だった．

ジョンソン＆ジョンソン（J&J）（和解金と罰金1,500億～2,000億円）

2012年7月19日，*The Wall Street Journal*は，米国司法省とJ&Jが，抗精神病薬「リスペリドン」，統合失調症薬「インヴェガ」，循環器用薬「ナトレコール」などの違法販売に対する罰金として400億円支払うことで合意したと発表．和解金などについてはJ&Jは合意せず控訴している．販売促進のために行った数十億円にも上るキックバックも明らかにされた．「リスペリドン」，「インヴェガ」の体重増加や糖尿病を惹起するリスクのデータを隠ぺいした．老人に使用すると認知症になるリスクがあるにもかかわらず，自宅介護老人への処方をプロモーションした．FDAは製薬企業に対し，既に2005年には，「高齢の認知症患者をおとなしくさせる目的での抗精神病薬の使用は，心不全や肺炎による死亡リスクを高める」としてパッケージにそのことを特別に警告する文言を加えるよう伝えていた．

その他

これらの企業以外にも，アラガン（600億円），Purdue（634億円）など，非常に多くの企業が法律違反企業としてリストされた．そこで本節の最初に述べた品位・正義"integrity"につながる．このような違法行為をした企業（26社）はすべて"Corporate Integrity Agreements"を政府と締結させられる．会社のコンプライアンスを改善し，社会の一員として正しい行いをすると約束させられる．しかし，この合意書も5年間しか有効でないため，再発が相次ぐわけである．社内にコンプライアンス委員会の設置，そのための標準手順書の作成，社員の教育，…，など，いろいろな条件がついている．それでも違法行為は止まらず，性懲りもなく何度も繰り返す企業もある．GSKのケースのよう

に，不祥事が生じた際には経営者のボーナスをなくすというのは効果的かもしれない．最近の中国での巨大贈収賄事件に対してGSKの経営陣がどのような責任をとるのか注目されている．違法販売で薬害被害を受けた患者がいる時は当事者を刑務所に入れろという米国メディアの動きも注視する必要がある．

4-5 事業の多様化（diversity）

　欧米の医薬品市場は飽和状態に達し，これからの市場拡大の牽引者がBRICs（ブラジル，ロシア，インド，中国）をはじめとする発展途上国に移ったことは明白である．IMS Healthによれば，世界市場は2010年85兆円が2015年には108兆円，2020年には132兆円まで拡大するといわれている．地域別に2010年と2020年の市場規模（世界市場に占める割合）の変化を比較すれば明らかである．

〈医薬品市場が世界市場に占める規模〉
```
              （2010年）       （2020年）
米国         31兆円（36％）→ 33兆円（25％）
EU           20兆円（24％）→ 19兆円（15％）
発展途上国   15兆円（18％）→ 49兆円（37％）
```

　ところが発展途上国は市場規模こそ拡大するものの，欧米の高額医薬品を受け入れられる経済環境にはない．そのため，欧米価格の1/4，1/5といった大幅な薬価削減を求め，必要とあれば特許で守られている薬であろうと自国のジェネリック薬メーカーに強制免許（コンパルソリー・ライセンス）を与えてまで安価な薬を供給しようとする．発展途上国では多くの市民はコンシューマー・ヘルス（OTC薬）などセルフメディケーションに頼るようになった．中世欧州で高額な医療費を請求されるのを避けた庶民が自宅でハーブ栽培をした状況と似ている．地域別にOTC薬市場の変化を比較すれば一目瞭然である．（　）は2009年度/2010年度の伸び率（％）を示した．

〈OTC 薬市場の伸び率（2009 年度/2010 年度）〉
米国　　3 兆円（2.60%/3.20%）
EU　　 4.4 兆円（ドイツ−0.3%/0.1%，フランス 2.7%/1.0%，
　　　　英国 2.2%/1.0%）
BRICs　2.1 兆円（ブラジル 19.5%/10.0%，ロシア 23.5%/15.0%，
　　　　インド 10.7%/11.0%，中国 9.70%/10.0%）
日本　　1.2 兆円（−0.6%/0.1%）

　メガファーマの事業戦略を見れば，各社がこの劇的な環境変化にどう対応しようとしているか見えてくる．日本を代表する武田の 2013 年 5 月 9 日の決算報告説明資料では，① グローバリゼーション＆イノベーション，② 新興国市場，③ 事業の多様化（diversity）という 3 つのキーワードが用いられている．先進国市場に対しては高薬価が期待できる革新的医薬品を，新興国市場に対してはジェネリック薬，OTC 薬を投入するという姿勢である．しかし，武田の全売上高に占める新興国市場の割合を見ると，2012 年度約 2,000 億円（13%），2013 年度予測 2,500 億円（16%）と，海外のメガファーマと比べると低すぎる．サノフィの売上高を地域別に見れば，米国 1.1 兆円，欧州 8,400 億円，発展途上国 1.1 兆円である．GSK も，発展途上国が全売上高の 26% を占める 1 兆円以上を売り上げている．

　ファイザーにしても GSK にしても，多くのメガファーマはほんの少し前までは新薬開発に集中投資していた．最近ではほとんどの企業が"diversity"を強調しだした．不確定要因が多すぎて不透明なだけに，"diversity"によりリスク分散するためである．図 10 にいくつかの企業の事業構成をまとめた．

　J&J というと「バンドエイド」を思い浮かべる人が多いと思うが，戦前の 1932 年から 80 年近く連続増益を続けた超優良企業である．処方薬では世界第 4 位，医療器具＆診断ビジネスでは世界第 1 位，コンシューマー・ヘルス（OTC 薬）では世界第 6 位，抗体医薬やワクチンなどのバイオロジックスは世界第 5 位と，各事業をうまくバランスさせている．最近は人工股関節製品のリコールなどでダメージがあったが，2012 年に整形外科に特化したシンセスを約 2 兆円で買収した．以前よりスミス・アンド・ネフューかシンセスを狙うと

ノバルティス	処方薬 3 兆 2,500 億円 眼科用薬（アルコン）1 兆円 ジェネリック薬（サンド）9,500 億円 コンシューマー・ヘルス（OTC 薬）4,600 億円 ワクチン＆診断ビジネス 2,000 億円	→ 買収？	Actavis（世界第 3 位のジェネリック薬メーカー） 2012 年度売上高 80 億ドル 2012 年 4 月，42 億ドルで Watson を買収
J&J	処方薬：世界第 4 位 医療器具＆診断ビジネス：世界第 1 位 コンシューマー・ヘルス（OTC 薬）：世界第 6 位 抗体医薬やワクチン：世界第 5 位	買収？	Mylan 150 億ドル Valeant 130 億ドル（脱落）
ファイザー	動物薬事業を切り離して独立会社とする 処方薬，ワクチン，コンシューマー・ヘルスに事業を分散		

※ファイザーは 2006 年に処方薬事業に集中するためコンシューマー・ヘルス事業（2005 年度売上高 4,000 億円）を J&J に 1 兆 6,600 億円で売却．2009 年のワイス買収に伴い，再度，コンシューマー・ヘルス事業に戻った．発展途上国の市場を注視．

ロッシュ 2012 年 455 億スイスフラン（CHF）	処方薬 352 億 CHF（約 3 兆 7,000 億円）：バイオ医薬品では世界第 1 位 診断ビジネス（ロッシュ・ダイアグノスティックス）103 億 CHF（1 兆 800 億円） 処方薬 328 億 CHF（2011）→ 352 億 CHF（2012） 診断ビジネス 97 億 CHF（2011）→ 103 億 CHF（2012）
サノフィ 2012 年 235 億ユーロ（€）	処方薬 127 億€（1 兆 6,500 億円）（うち糖尿病薬 57.8 億€（7,500 億円）） ワクチン 39 億€（5,000 億円） コンシューマー・ヘルス 30 億€（3,900 億円） ← 2008 年から全世界でコンシューマー・ヘルス会社を買収開始 動物薬 21.8 億€（2,800 億円） 「Genzyme」17.8 億€（2,300 億円）
GSK 2012 年 264 億ポンド（£）	処方薬 180 億£（2 兆 8,000 億円）＝68％ ワクチン 33 億£（5,100 億円）＝13％ コンシューマー・ヘルス 51 億£（5,300 億円）＝19％

※少し前まで医薬品事業に特化してきた企業の多くが事業分散（diversity）を強調しだしたということは，将来像が不透明なだけにリスク分散する戦略．

図 10　企業毎に異なる事業分散の形態

世界市場は発展途上国が牽引するが，発展途上国では高額医薬品よりも OTC 薬とジェネリック薬が急拡大．

うわさされていたが，シンセスを買収したことで外傷治療市場の 50％ を占めることになった．医療機器＆診断ビジネスをさらに強化する戦略が明確になった．

　成長著しいノバルティスは処方薬（3 兆 2,500 億円），眼科用薬（アルコン 1 兆円），ジェネリック薬（サンド 9,500 億円），コンシューマー・ヘルス（OTC

薬）(4,600億円)，ワクチン＆診断ビジネス（2,000億円）と事業を分散している．一見，うまくいっているように見えるが，ワクチン＆診断ビジネスには弱点がある．2006年のカイロン買収により成長著しいワクチン，診断ビジネスの橋頭堡を築いた．2005年のカイロンのワクチン事業は年間売上高1,250億円であった．2010年にはインフルエンザの大流行に支えられてワクチン＆診断薬事業は年商2,900億円まで伸びた．しかし，翌年には売上高2,000億円，損失250億円まで落ちこみ，問題が表面化した．

ワクチンビジネスだけに限定すると，世界の上位5社の2012年度の売上高は，① サノフィ5,540億円，② メルク5,270億円，③ GSK 5,260億円，④ ファイザー4,110億円，⑤ ノバルティス1,380億円である．ノバルティスのワクチン事業が社員5,500名を抱えるわりには規模が小さすぎるという欠点が見えてくる．これをどう強化するかが課題である．2011年には血液診断と分子診断薬事業を強化するためにGenoptixを470億円で買収した．同じく2011年にワクチン事業強化のために，125億円で中国のワクチンメーカーZhejiang Tianyuanを買収した．一方で，ワクチン製造方法も卵を用いる従来法から，より安全で品質管理の容易な細胞培養系に移ろうとしている．ノバルティスがこの変化をどう捉えようとしているのか注目される．

ファイザーはファルマシア買収で強化した動物薬事業を2013年に切り離して独立会社とした．一方，処方薬ではブロックバスター「リピトール」の特許切れで大幅に売上高が減少し始めた．これを補っているのが2009年のワイス買収で強化したワクチン事業である．肺炎球菌結合型ワクチン「プレベナー13」は世界で最も売られているワクチンで，2012年度の売上高は3,720億円で，2018年には6,750億円になるといわれている．ファイザーにとってワクチン事業全体の8割以上を1つの製品に依存するリスクがある．コンシューマー・ヘルス事業は2006年にJ&Jに1兆6,600億円で売却した経緯がある．2005年当時でも売上高4,000億円あった事業を，処方薬事業に集中するとしてJ&Jに売却してしまったわけである．2009年にワイスを買収した時に，再度，コンシューマー・ヘルス事業に戻った．BRICsを中心とする医薬品市場の拡大を考えれば当然の流れといえる．

ジェネンテック，中外製薬の大株主であるロッシュは，かなり前にビタミン

事業や香料事業を売却して，処方薬と診断ビジネス（ロッシュ・ダイアグノスティックス）に事業を特化している．サノフィは処方薬，動物薬，ワクチンに特化していたが，2008 年から東欧，メキシコ，ブラジルなど全世界でコンシューマー・ヘルス会社を買収している．GSK も処方薬，ワクチン，コンシューマー・ヘルス（歯科，OTC 薬，栄養補給剤）などに事業分散している．

ユニークなのはドイツ・メルク KGaA で，2010 年に Millipore（売上高 1,700 億円）を約 6,000 億円で買収した時は多くの人が驚いた．いくら "diversity" が求められる時代だからといって，医薬品事業ではない試薬や実験装置などを販売する会社を買収するとは……と思った人は多かった．ドイツ・メルク KGaA は化学をベースとした世界最古の医薬品会社であると同時に，テレビなどに用いられる液晶の世界最大のメーカーでもあった．この買収によって化学品の売上高に占める割合が 25% から 35% に伸びた．買収されたのち，Merck Millipore に社名を変更し，2011 年には Amnis を買収して，サイトメトリーなどの細胞画像解析分野で世界的なポジションを確保した．

事業が急速に伸びている時は "選択と集中"，事業が成熟して不透明になるほど "多様化" でリスク分散するのは世の常である．多様化にも各社各様の戦略が現れるようである．

4-6　"life saving drug" と "life style drug"

抗がん剤，抗生物質，抗 HIV/AIDS 薬など，我々の健康を著しく脅かす病気の治療薬が "life saving drug" といわれるのに対し，食欲抑制剤・抗肥満薬，育毛剤，まつ毛育毛剤，ニキビ治療薬，消腋臭剤，禁煙補助剤，経口避妊剤，勃起機能障害（ED）治療薬など，「生活の質を高める薬」は "life style drug" と呼ばれている．定義自体があやふやだが，痛みもなく生命を脅かすほどではない用途に使われるようである．驚くことに，これらの "life style drug" は全世界の医薬品売上高の 5%（約 4 兆 5,000 億円）を占めている．領域別で見ると，避妊薬，育毛剤，抗うつ薬などの年間成長率が 5〜10% なのに対し，抗肥満薬，小ジワ治療薬，ED 治療薬などは年率 10〜30% で伸びている．いくつかの例を紹介する．

a. アラガンのビジネスモデル"コスメシューティカル"

　眼科用薬メーカーのアラガンは，図 11 に示したように"life style drug"と"life saving drug"をうまく組み合わせた「コスメシューティカル」（コスメティック＋ファーマシューティカル）というユニークなビジネスモデルを構築した．2012 年度の売上高は 5,700 億円で，年間成長率は 9% と高い．眼科用薬メーカーというより，"プチ整形のシワ取り"「ボトックス」での方が知名度は高いかもしれない．「ボトックス」はボツリヌス菌が産生する 7 種類の毒素ボツリヌストキシンの中でも最強の毒素である．自然界に存在する最強の毒素で，1g で 100 万人以上を殺せる．ペットボトル 1 本分の 0.5kg で全人類を滅ぼすことができる換算である．青酸カリの毒性は 1g で 5 人を殺せる程度なので，いかに強力な毒性かわかる．このため，第二次世界大戦では生物兵器としての研究開発が行われた．ボツリヌストキシンの精製法も，この時に確立された．

　ボツリヌス菌というと食中毒を思い浮かべる人が多いだろう．"ボツリヌス"の名前は，ラテン語の"腸詰め"，"ソーセージ"に由来する．古代ギリシャ時代から挽き肉，松の実，月桂樹の葉，パセリなどを詰め込んだハム・ソーセージなどの食肉加工は行われていた．当時から特異な食中毒を引き起こすことは

| アラガン | 2012 年度売上高 5,700 億円（成長率 9%）
ユニークなビジネスモデル
"life style drug"（生活の質を高める薬）と"life saving drug"のうまい組み合わせ
"life saving drug"は全世界の医薬品売上高の 5%（約 4 兆 5,000 億円） |

眼科用薬：約 3,000 億円（アラガン売上高の約 48%）
　　　　＝世界の眼科用薬市場 1 兆 8,600 億円の 16%

医療用「ボトックス」：2012 年度売上高 900 億円（売上高の 16%）
美容用途「ボトックス」（眉間のシワ取り）：2012 年度売上高 850 億円（売上高の 15%）

緑内障治療薬「ルミガン」
　↓
美容用途「ラティス」（まつ毛を伸ばす）：2012 年度売上高＝150 億円（売上高の 2%）

| 麻酔用ビジネス | 顔の手術用麻酔薬 400 億円（売上高の 7%）
豊胸手術用麻酔薬 370 億円（売上高の 7%）
　　　　＝世界の豊胸手術用麻酔薬市場 887 億円の 42% |

豊胸手術・バストアップに用いられるシリコンゲル「Natrelle」

図 11　アラガンのビジネスモデル"コスメシューティカル"

知られており，焼くか蒸すかして食べていた．乳児にハチミツを食べさせないのも，ハチミツに混入しているボツリヌス菌の芽胞が乳児の腸内で発芽・増殖して毒素を産生し，乳児ボツリヌス症という病気をおこすからである．

　ボツリヌス菌は，産生する毒素の抗原性の違いによりA～G型の7つに分類される．毒性の強さの順番はA・B・D型菌＞C・E型菌＞F・G型菌で，美容整形でシワ取りに使われている「ボトックス」はA型菌の毒素である．A型菌は3種類の毒素（LL, L, M），B・C・D型菌は2種類の毒素（L, M），E・F型菌は1種類の毒素（M），G型菌は1種類の毒素（L）を産生する．ボツリヌス毒素は神経筋接合部にある末梢神経でアセチルコリンの放出を阻害する．アセチルコリンの放出が阻害されると，運動神経による筋肉の収縮ができなくなり，喉の渇き，発語障害，嚥下障害，排尿障害，四肢の麻痺など，さまざまな神経麻痺症状（筋肉弛緩）が引き起こされる．さらに症状が進むと呼吸困難に陥って死に至る．

　A型ボツリヌストキシンの筋肉弛緩作用に注目して医療用として最初に使ったのが，米国の眼科医 Alan Scott である．1970年代後半に極微量のA型毒素を用いて"斜視"の治療を行った．1980年代に入ると世界中でさまざまな治療に用いられるようになった．A型ボツリヌス毒素製剤「ボトックス」は，「眼瞼けいれん」，「片側顔面けいれん」，「痙性斜頸」，「片頭痛治療薬」，「過活動膀胱」など，25の適応症がある．40歳以上の中高年女性に多く見られる，眼のまわり（通常は両側）や顔面（通常は片側）の筋肉が自分の意志に関係なくピクピクとけいれんする病気に使われる．首・肩の筋肉が自分の意志に関係なく収縮して，頭が横に向いたり傾いたり，肩が上がったりする病気の治療にも用いられる．最近，痙縮治療薬の適応をとった．脳卒中後の後遺症（国内患者数55万人）や，脊髄損傷などでの後遺症（国内患者数8万人）のリハビリテーションや介護に役立つと期待されている．脳卒中後遺症としての痙縮発症率は65%以上と非常に高い．筋肉が緊張しすぎて勝手に動いたり，ひじが曲がったり，思うように手足が動かせない運動障害の症状である．

　アラガンの医療用「ボトックス」（life saving drug）の2012年度の売上高は，約900億円（売上高の16%）であった．世界中で「ボトックス」の美容用途（life style drug）が広く普及したのは，2002年にFDAが"眉間のシワ取り"

適応を承認したことがきっかけである．美容用途での「ボトックス」の年間売上高は 850 億円 (15%) であった．「ボトックス」だけで全売上高の 1/3 にあたる 1,759 億円を売り上げたことになる．しかも，このような猛毒物質なので規制も厳しく，ジェネリック薬メーカーもおいそれとは参入できない．ちなみに，ボトックスが有効なのは目尻や額の横ジワ，眉間のシワなどの「表情筋」で，すべてのシワに効果があるのではない．これだけ魅力的な市場だけに，アラガンの元従業員が不法に入手したボトックスの美容用途資料をもとにドイツの Merz Pharma が米国進出を図ったが，2012 年 3 月に法廷闘争で阻止された．

　本来の眼科用薬としては世界市場 1 兆 8,600 億円の 16% (約 3,000 億円＝アラガン売上高の約 48%) を占めている．日本を代表する参天製薬の約 2 倍以上の規模である．緑内障治療薬「ルミガン」にはまつ毛が伸びる"副作用"がある．この副作用に目をつけて"まつ毛を伸ばす美容用途"として開発したのが「ラティス」である．2012 年度の売上高は約 150 億円（全売上高の 2%）であった．最近では育毛剤としても開発を進めている．医療用途も美容用途もまったく同じ成分である．このように"シワ"や"まつ毛"などの美容分野でユニークな製品群を構築したことで顔の手術用麻酔薬ビジネスでも約 400 億円（全売上高の 7%）を維持している．また，アラガンは豊胸手術・バストアップに用いられるシリコンゲル「Natrelle」を保有している．豊胸手術用麻酔薬でも世界市場 887 億円の 42% を占める 370 億円（全売上高の 7%）を売り上げている．このようにアラガンのビジネス戦略は医療と美容を巧みに使い分けている．一方で，過去の成長を支えてきたコンタクトレンズや白内障治療関連製品は低収益事業になり，2012 年に本体から切り離して Advanced Medical Optics として独立させた．

b. 脱毛症治療薬

　日本のヘアケア市場 4,300 億円をみると，シャンプー・リンス・トリートメント・スカルプケアなどの市場が最大で約 2,300 億円，かつら・増毛剤市場が 640 億円，発毛・育毛剤市場はわずか 500 億円弱である．この 500 億円市場をめぐってさまざまな商品が宣伝されているが，圧倒的に伸びているのは「ロゲイン」（ミノキシジル）と「プロペシア」（フィナステリド）で，それぞれ市場

の約 30% を占めている．FDA が効果効能を審査して "薬" として認可しているのはミノキシジルとフィナステリドの 2 剤しかないからである．

　アップジョン（現ファイザー）が 1979 年に発売した高血圧症治療薬「ロテニン」（ミノキシジル）を一躍有名にしたのは，1978 年の臨床試験中に高血圧患者の約 80% に多毛症の副作用が見出されたことである．この副作用に注目して脱毛症治療薬として開発しようとすると，内服薬では血圧への副作用が懸念される．その結果，塗布剤が選択された．しかし，なぜ毛髪が増えるのかは最大の難問であった．

　成人男性の平均的な毛髪の数は約 10 万本で，1 日平均 100 本ほど抜け落ちている．1 か月平均で 1 cm ほど伸びるので，たとえば隔月で床屋に行くとしたら，2 cm くらいは伸びている換算である．髪の毛を抜くと毛根部分に白い球状のものがついている．"毛球" と呼ばれるもので，この中に細胞分裂を繰り返して髪の毛を成長させている毛母細胞が詰まっている．毛髪が生えてから抜け落ちるまでに男性で約 2～5 年間，女性で約 4～6 年間かかるといわれている．"髪の一生"（ヘアサイクル）は，成長期（3～6 年），退行期（成長停止：2～3 週），休止期（3～4 か月）という 3 段階に分かれている．ミノキシジルは休止期にある毛根を刺激して成長期に移行するのを促進すると同時に，毛母細胞の増殖と成長を促進することが解明された．

　最初は処方箋の必要な外用溶液「ロゲイン」として発売され，1995 年に処方箋が不要な市販薬（OTC 薬）の承認を得た．「ロゲイン」の 2010 年度売上高は 400 億～500 億円と推定されている．日本では高血圧治療薬としてのミノキシジルは日本未承認であったため，海外の医薬品を用いた "ダイレクト OTC 薬" の第 1 号として開発され，大正製薬が「リアップ」として発売した．

　メルクが 1992 年に発売した前立腺肥大症治療薬「プロスカー」（フィナステリド）も発売後に髪が濃くなる "副作用" 報告が相次いだ．前立腺肥大症は "男性の更年期障害" ともいわれ，加齢に伴っておこる男性特有の病気である．60 歳代では 50% 以上，80 歳代では 90% の人が前立腺肥大症になるといわれている．前立腺は膀胱の真下にあるクルミ大の臓器で，射精された精子の栄養源となる透明な前立腺液を分泌する役割がある．加齢により生殖能力が必要でなくなった前立腺は，萎縮するか肥大するかの道を選ぶ．昭和 30 年代ごろま

では日本人男性のほとんどに萎縮傾向がみられた．最近は食生活の変化で欧米のように肥大傾向が顕著である．前立腺が肥大すると，尿が出にくい，尿の勢いが弱い，"切れ"が悪い，尿漏れ，残尿感があるなど，さまざまな障害を引き起こす．潜在患者は400万人以上と推定されている．

男性ホルモンのテストステロンが 5α 還元酵素により代謝されると，ジヒドロテストステロン（DHT）に変換される．DHTが細胞の核内に入ると，遺伝子転写活性が刺激されて前立腺肥大が開始される．フィナステリドはこの 5α 還元酵素を阻害することで前立腺の肥大を抑制する．昔からいわれていた，"男性ホルモン・テストステロンの多い人は精力・性欲，攻撃性も強く，ハゲになりやすい"ことが 5α 還元酵素を介して結びつけられたようである．男性型脱毛症患者では，遺伝的要因，ストレス，男性ホルモンなどの影響でヘアサイクルが乱され，毛根が十分に発達して髪が成長する前に退行期・休止期に移行してしまう．つまり，産毛状態で抜けてしまうために薄毛になる．メルクは育毛剤としての開発を進め，1997年に飲む男性型脱毛症治療薬「プロペシア」（フィナステリド）のFDA承認を得た．

「プロスカー」の年間売上高の推移を見ると，2004年730億円，2005年740億円をピークに2006年620億円，2007年410億円，2008年320億円と徐々に低下している．前立腺肥大症治療薬としては期待した事業規模には至らなかったようである．「プロペシア」の2011年度売上高は400億円と，「プロスカー」の減少分を十分に補っている．まさに "life saving drug" と "life style drug" のコンビネーションでビジネスを成功させた例といえる．

「プロスカー」を追いかけたGSKも，前立腺肥大症治療薬として 5α 還元酵素阻害剤「アボルブ」（デュタステリド）を2001年に発売した．2008年度の売上高は約500億円，2010年1,000億円と大きく成長している．なぜ「プロスカー」と「アボルブ」でこのような差が出たのだろう．5α 還元酵素には1型と2型の2種類のアイソザイムがある．1型は前立腺，頭髪，後頭部頭皮，ひげ，陰毛，肝臓，腎臓，副腎などに広く分布している．一方，2型は前立腺，前頭部，肝臓など，特定の部位に集中して存在する．前立腺細胞には両者が存在している．「プロスカー」が1型 5α 還元酵素阻害作用だけであるのに対し，「アボルブ」は1型と2型の 5α 還元酵素阻害作用がある．前立腺肥大を抑え

るには，1型と2型両方のアイソザイムを阻害するのが有効と考えられるからであろう．

c. 勃起機能障害治療薬（「バイアグラ」）

　昔の人は"老化は歯，眼，まら（陰茎）の順に現れる"とよくいっていた．古代より媚薬，催淫剤，精力剤，強壮剤の類のものを人々は信じこまされてきた．現在の科学の目で見るとかなり眉つば的で胡散臭いものが多いが，信じるかどうかは個人の勝手だという意見もあろう．古代エジプトのエーベルス・パピルス（663）にも，男性の勃起不全にはヒヨス，アマ，カノコソウ，塩，炭酸ソーダなどさまざまなものを油に混ぜて男性の性器に塗布する催淫剤が記載されている．

　「バイアグラ」よりもはるか前から，勃起機能障害（ED）治療はあった．現在でも世界中で行われている医療として，海綿体注射療法（intracavernous injection：ICI）がある．プロスタグランジン E_1 やパパベリンを陰茎海綿体に注射して勃起させる方法である．自分で注射することもできる．注射すると8割以上の人は自分の意志に関係なく勃起する．すべての治療法で効果がなければ，最後の手段として，海綿体を破壊してシリコンを埋めこみ，必要に応じてポンプで液体を移動させて勃起させるプロステーシス手術もある．そこまでしてでも性行為にこだわる人もいる．

　この意味で，「バイアグラ」のような経口治療薬の登場は，生活の質を大きく向上させたといえる．それまでにも，テストステロンやヨヒンビンなどを用いる人もいたが，副作用があった．ファイザーは1990年代前半に狭心症治療薬の臨床試験を行っていたが，効果がおもわしくなかったので，開発を中止した．通常，臨床試験を中止する際は，被験者から治験薬の回収を行う．しかし，思いもかけぬ"副作用"に喜んだ被験者の多くは，回収に応じなかった．陰茎勃起促進作用が認められたからである．ED治療薬「バイアグラ」も，臨床現場で見出された"副作用"から新薬になったケースである．その後，「シアリス」，「レビトラ」などの後続品も出て，市場は一挙に拡大し，2010年時点でED治療薬市場は4,000億円にまで成長した．

　「バイアグラ」には，陰茎海綿体に分布する酵素ホスホジエステラーゼ5

（PDE-5）を阻害して血管平滑筋を弛緩し，血流量を増やす作用がある．PDE-5は肺動脈平滑筋にも多く存在しており，肺動脈のPDE-5を阻害すれば肺動脈圧および肺血管抵抗を低下できる．ファイザーは肺動脈が狭くなって肺動脈の血圧が異常に高くなる"進行性の稀少病"を対象とした臨床試験を2000年から開始した．2005年に欧米で肺動脈性肺高血圧症（PAH）のオーファンドラッグとして承認を受けた．「バイアグラ」と区別するために商品名を「レバチオ」として，錠剤の色も「バイアグラ」の青から白に変更された．PAHは30歳前後の比較的若い世代に多く発症し，患者の約7〜8割は女性である．国内のPAH潜在患者数は6,000人以上（世界全体で約10万人）といわれている．"life style drug"から"life saving drug"に変身したケースである．

　一時期，女性用バイアグラ「フリバンセリン」が話題になった．ベーリンガー・インゲルハイムが抗うつ薬として開発して有効性を示せなかった化合物である．ところが"副作用"として更年期女性の性欲増進作用が見出された．そこで，性欲障害（hypoactive sexual desire disorder：HSDD）の治療薬として開発を進められた．成功すれば年間売上高2,000億円以上の大型製品になると注目された．しかし，FDAが承認しないという見解を示したことで，2010年に開発を断念した．

d. 禁煙補助剤

　喫煙がさまざまな健康被害の原因であることは，100年以上も前から指摘されていた．肺がん，大腸がんなどのがん発症リスクや，慢性閉塞性肺疾患（COPD），歯周病，脳卒中，心筋梗塞などとの関係に関する疫学調査が行われている．喫煙者が虚血性心臓病や心筋梗塞になる危険性は非喫煙者の2〜3倍で，突然死は5〜10倍とのことである．これだけ体に悪いといわれても，多くの喫煙者はやめたくてもやめられない．依存症から抜けだすための禁煙補助剤が次々と開発されている．*Nature Reviews Drug Discovery*, **12**：97-98（2013）によれば，現在15種類の新規化合物が開発後期段階にある．現在の薬では不十分なのだろうか，本当にこれらの異なるメカニズムの薬が必要なのだろうか，ビジネスとして製品差別化できるのだろうかと首をひねってしまう．

　禁煙補助剤の世界市場予測は人によって大幅に異なる．前述した*Nature*

Reviews Drug Discovery によれば，2011 年度の市場 1,900 億円が 2016 年までには 3,000 億円になると報告されている．一方で，2009 年 1,600 億円，2010 年 2,600 億円，2012 年 4,000 億円の市場が 2015 年には 7,000 億円になるというレポートもある．2011 年から 2015 年にかけては年間成長率 9.13% という予測もされている．どれが正しいかはさておき，市場が拡大することだけは確かなようである．

ウェルカム（現 GSK）が 1985 年に発売した抗うつ薬「ブプロピオン」（ウェルブトリン）は，処方された多くの患者から「タバコの味が感じられない，薬のせいで味覚障害をおこしているのでは？」との"副作用"の訴えが寄せられた．その後の研究で，$\alpha 3\beta 4$ ニコチン性アセチルコリン受容体の非競合的拮抗作用によるものであることが判明した．ラット実験から $\alpha 3\beta 4$ 受容体をブロックすることがニコチン依存性と関連すると推察された．10 年以上の喫煙経験者を対象とした 7 週間の臨床試験の結果，喫煙衝動に駆られる患者は，プラセボ群の 56% に対し，ウェルブトリン投与群では 27% に減少した．1997 年に FDA より禁煙治療薬「ザイバン」（ウェルブトリン）として承認された．現在，米国の「臨床ガイドライン：喫煙と依存症の治療」の第一選択薬の一つになっている．

「ブプロピオン」は DNRI（ドーパミン・ノルアドレナリン再取り込み阻害）作用を有する抗うつ薬である．SSRI（選択的セロトニン再取り込み阻害薬）や SNRI（選択的セロトニン・ノルアドレナリン再取り込み阻害薬）が効きにくい「非定型うつ病」患者にも処方されている．SSRI により性機能障害が惹起されるうつ病患者に対して，米国の精神科医の 66% は処方薬を「ブプロピオン」にスイッチしているとの報告もある．1999 年時点での「ブプロピオン」の年間売上高は 800 億円だった．そのジェネリック薬が参入したが，2007 年時点でもブランド薬とジェネリック薬で約 500 億円の市場を形成している．従来の抗うつ薬と比べて体重増加や性機能障害を伴わないユニークな作用から，特許が切れても市場規模は維持されている．一方，禁煙治療薬「ザイバン」は 1999 年時点で 110 億円を売り上げている．

一般には「ニコレット」や「ハビトロール」など，ニコチン補充のためのパッチやガムが行われている．ファイザーが選択的 $\alpha 4\beta 2$ ニコチン受容体部分作

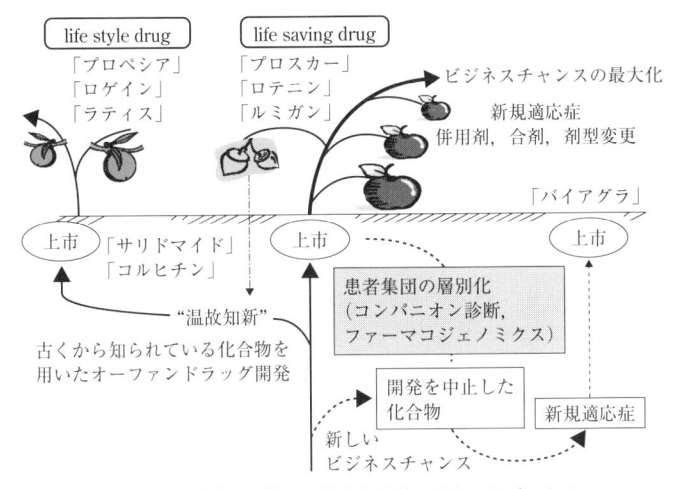

図12 既存薬から新しい適応症が見つけられるプロセス

動性の経口禁煙補助剤「チャンピックス」(バレニクリン) を 2006 年に売り出した時は，年商 1,000 億円以上の製品になると，もてはやされた．年間売上高の推移を見ると，2010 年の 755 億円をピークに，2011 年 720 億円，2013 年 670 億円と減少に転じてしまった．心臓血管系の副作用が報じられて，全米で多くの訴訟がおこされたことによるイメージダウンが影響している．GSK, J&J，ファイザー，ノバルティスなどのメガファーマに加えて，多くのベンチャー企業もこの領域に参入を試みている．

以上紹介した "life style drug" と "life saving drug" の開発経緯をイメージすると，図 12 のようになる．多くの場合，想定外の薬効が見出されるのは臨床現場で，ネズミの実験から論理的に創りだされたものではない．後付けでもっともらしいメカニズムを付け加えているケースがほとんどである．オーファンドラッグとして紹介した「コルヒチン」や「サリドマイド」(4-1 節参照) も，古くからある薬が臨床現場で新しい有用性が見つけられた．まさに "温故知新" である．

老化と歯の関係についても触れておきたい．成人の場合，上下 16 本で計 32 本あるが，一番奥の "オヤシラズ" (第 3 大臼歯) が生える人もいれば生えない人もいるので正確ではない．厚生労働省が行った 2005 年の歯科疾患実態調

査によれば，15〜34歳では自分の歯が平均28〜29本あるのに対し，45〜54歳25.6本，55〜64歳22.4本，65〜74歳16.8本，75歳以上9.5本と加齢とともに減少する．歯の喪失に伴い，義歯の種類も，ブリッジ→部分入れ歯→総入れ歯へと変わる．後期高齢者では義歯を使う人の割合は97%に達し，約半数が総入れ歯である．日本の入れ歯人口は3,000万人（2010年）で，歯接着剤や充填剤の世界市場は1兆9,400億円になるといわれている．

　一方で，歯科医療も「悪いところを治す」から「白くて美しい歯」を求める若い世代が増加している．審美歯科と呼ばれている．歯科でも"見た目"，"コスメティック"の時代到来である．確かに歯が汚れて歯並びが悪いと魅力も半減する．歯を白く見せるホワイトニングは1本あたり4,000円程度なので，前歯全部となると5万円になる．セラミック製の薄片を貼りつける治療となると，1本5〜10万円，時には15万円以上もする．がんなどの医療費で困る人がいる一方で，高額な審美歯科治療を自費で行う人もいる．

　このようにさまざまな"life style drug"が急速に市場を拡大している．超高齢化社会を迎え，生活レベルが向上するにつれ，「健康でありたい」，「おいしく食べたい」，「若々しい容貌を保ちたい」と願うのは自然な流れである．製薬企業にとっても既存薬で別の用途を探すだけなので魅力的なビジネスである．禁煙治療薬に多くの企業が殺到している現実を見ればわかる．しかし，製薬企業は抗がん剤や抗HIV/AIDS薬など，命を守る治療薬にもっと力を入れるべきだという批判も出ている．

5 ビジネスチャンスは創りだすもの

5-1 「コンパニオン診断」に殺到する製薬産業

　医薬品に対する反応性（薬効・副作用）は，患者毎に異なる．現在上市されている薬のほとんどは，患者の 1/3〜1/4 には効果がないか効果が弱い．それでも重篤な副作用さえなければ薬効が出なくても安易に処方される．1/3〜1/4 が無駄に使われていると見なされるので，医療費削減の格好のターゲットになる．コンパニオン診断は患者毎に異なる薬剤反応性（薬効，副作用）を治療前に予測してより良い医療を提供する．世界的潮流である個別化医療の根幹ともいえる．薬の標的分子や薬剤代謝酵素に関わる遺伝子の変異やタンパク質発現量などを調べる手法で，ファーマコジェノミクス（PGx），ゲノム薬理学あるいは "drug+test" などと呼ばれることもある．アルツハイマー病治療薬の開発で採用されている脳の画像診断なども対象となる．最も多く進められているのが抗がん剤である．

　例えば，乳がん治療薬「ハーセプチン」の場合，HER2 テストで薬効が期待できるのは，乳がん患者の約 1/4 にすぎない．つまり，3/4 の患者には効かないのである．患者 1 人あたりの年間薬剤費が 600 万円もする薬をやみくもに投与されたのでは，国民医療費もたまらない．そのため，薬価償還に厳しい査定をすることで知られている英国国立医療保険研究所（NICE）でさえ，「ハーセプチン」とその診断方法 HER2 テストは承認している．高額医薬品をやみくもに投与するのではなく，薬効が期待できる患者に限定することで，無駄な医療費を削減できる．最近では，ほとんどの企業が新薬開発にあたって「コンパニオン診断」と併行して行うようになった．

　2011 年 7 月 14 日に米国食品医薬品局（FDA）が発表した *in vitro* コンパニ

オン診断のドラフトガイドラインによれば，新規に開発される医薬品は，薬効や副作用を投薬前に予測するためのコンパニオン診断法も同時に開発し，承認を受けることが推奨されている．FDAにはさまざまな組織・機能が存在し，医薬品，バイオロジック，診断薬・診断方法・診断機器など，別々の組織が密接に関連して承認している．製薬企業が開発した新薬は，CDERが承認，患者集団を層別化するための診断薬（後述のIVD薬など）は，CDRHが別々に承認する．

〈FDAの承認組織・機能〉
・CDER（Center for Drug Evaluation and Research）： 処方薬やOTC薬の品質・安全性・有効性などを評価して承認をするFDA最大の組織．薬が市販された後の有効性やリスク評価などの評価も行う．
・CDRH（Center for Devices and Radiological Health）： 各種の放射線を発生させる電気製品や医療製品に対する規制の管理監督を担当．「コンパニオン診断」などの体外診断（in vitro diagnostic：IVD）薬を承認．
・CBER（Center for Biologic, Evaluation, Research）： 血液製剤，バイオロジック，細胞治療などを承認．血液や細胞治療に関連する医療材料（Class III）の審査も行うが，これらの医療材料を市販するにあたってはPMA（premarket approval）承認が不可欠．

面白いのは，多くのメガファーマといえども，社内ではコンパニオン診断を開発することができないということである．ロッシュのように単独で医薬品開発とコンパニオン診断を行える企業もあるが，ほとんどの製薬企業はコンパニオン診断で"信頼できる"企業とパートナーシップを組んでいる．アボットもロッシュ同様に両方の機能を持っていたが，2013年に診断に特化したアボットと医薬品開発に特化したAbbVieに分社化した．"信頼できる"ということは規制当局の承認実績があるということである．このため，メガファーマと診断薬企業という異業種間のパートナーシップが急速に拡大している．製薬企業にとっては，新薬開発と同じペースでコンパニオン診断を遂行できる企業でなければ相手にしない．最近の記事を紹介する．

〈コンパニオン診断のための企業提携〉
- 2011年8月26日（ファイザー）： 非小細胞肺がん（NSCLC）治療薬「PF-02341066」の臨床試験に向けて，患者集団を層別化するためのコンパニオン診断で，アボットと共同研究契約．
- 2011年11月29日（GSK）： 肺がんとメラノーマに対するがんワクチン療法（第III相臨床試験）におけるコンパニオン診断で，アボットと共同研究契約．
- 2012年3月6日（メルク）： 抗がん剤開発におけるコンパニオン診断で，アボットの保有するFISH法（fluorescence in situ hybridization）を活用する共同研究契約．
- 2012年9月20日（アステラス）： サイトメガロウイルス（CMV）に対するワクチン候補「TransVax」（第III相臨床試験）で，アボットのウイルスモニタリング技術使用で提携．
- 2013年2月15日（ヤンセン）： 慢性リンパ性白血病治療薬「Ibrutinib」の患者集団を層別化するために，コンパニオン診断で，アボットと共同研究．
- 2012年10月29日（バイエル）： 医薬品開発におけるコンパニオン診断で，キアゲンと共同研究．
- 2013年2月15日（イーライ・リリー）： すべての疾患領域を含む大規模なコンパニオン診断で，キアゲンと提携．

　メガファーマがコンパニオン診断で提携したケースを眺めると，2008年7件，2009年19件，2010年25件と急増している．企業別の契約を見ると，2009年から2010年にかけての2年間で，GSK 7件，ファイザー4件，ロッシュ4件，バイエル，BMS，イーライ・リリー，メルク各3件という内訳である．新薬開発にコンパニオン診断が不可欠になった証といえよう．

　体外診断（IVD）ビジネスは，2008年に全世界で4兆円を超えた．2009年におけるIVD市場は，米国1兆5,400億円（成長率35%），EU（英国，フランス，ドイツ，イタリア）9,500億円（成長率24%），日本3,600億円（成長率9%）であった．2014年には6兆円になると予測されている．この急成長の原動力となっているのが「コンパニオン診断」である．「コンパニオン診断」ビジネスは，2023年には約2兆円産業になると予測されている．日本のIVD市

場が外国と比べてはるかに小さいのは，世界の潮流である「コンパニオン診断」や「分子診断」で出遅れているからである．従来から行われている患者の血液などを臨床検査外部の検査センターに外注するビジネスとは一線を画している．この領域における世界の主要企業はロッシュ・ダイアゴノスティック，アボット，J&Jといったメガファーマに加えて，ミリアド・ジェネティクス，ダコ，キアゲンなどがある．2009年のIVD市場4.2兆円の占有率を企業別で見ると，①ロッシュ（20%），②アボット（12%），③シーメンス（11%），④J&J（9%），ベックマン・コールター（7%）と，上位10社で世界市場の7割以上を押さえている．

日本でもプロテオーム，メタボローム，バイオマーカーなどの探索研究が進められているが，大切なことは"標的分子を見つけたあと"にある．特許をとるのはだれでもできるが，規制当局の承認をとれるような規模での臨床試験となるとハードルは高くなる．もっと大切なことは，承認をとってからどう国際展開するかである．このシナリオがない限り，良い標的分子を見つけたところで海外メーカーに安く買い叩かれて持っていかれるだけである．「コンパニオン診断」ビジネスで世界の競争から何周も遅れているのが日本の現状である．コンパニオン診断のメリットを理解すれば，製薬企業の新しい動きが見えてくるはずである．

〈コンパニオン診断のメリット〉
・患者・医師：　投与前に患者毎の薬効・副作用を予測できる．
・政府・保険会社：　無駄な薬剤処方による医療費削減が期待できる．
・製薬企業：　患者集団を絞ることで，高額医薬品であっても防波堤となる．
　　　　　　医薬品と診断を組み合わせることで，ジェネリック薬の参入を阻止できる．
　　　　　　患者集団を絞りこむことで，小規模の臨床試験でも成功確率が高まる．
　　　　　　規制当局の承認プロセスが迅速になる．

ジェネリック薬メーカーは安い薬を作ることはできても，巨額の臨床試験をしてまで"コンパニオン診断"に入ることは躊躇する．診断薬メーカーにとっ

ても，ジェネリック薬メーカーと組むよりは，長期的に見てメガファーマと組んだ方が魅力的である．コンパニオン診断はがん領域のみならず，神経医学，自己免疫疾患，炎症疾患，循環器系疾患などでも急速に拡大している．

5-2 「コンパニオン診断」と「病気の細分化」

　コンパニオン診断により薬の効果が出る"患者集団の層別化"と，薬の効果が出しやすい"病気の細分化"は，メガファーマにとって最重要課題である．非小細胞肺がん治療薬「イレッサ」は，上皮成長因子受容体（EGFR）の遺伝子変異陽性患者に有効である．乳がん治療薬「ハーセプチン」と HER2 テスト陽性患者にも同様に有効性を予測するのに使われる．転移性大腸がん治療薬「カンプト」はプロドラッグで，体内で活性型（SN-38）となって抗腫瘍効果を示す．SN-38 の代謝酵素をコードする遺伝子 *UGT1A1* の変異と副作用の発症は相関性が高いため，投薬前遺伝子診断が行われる．効果や副作用を予測するファーマコジェノミクス（PGx）の代表例として，古くから取り上げられてきたケースである．

　最近では，ファイザーとアボットが 2011 年に提携した非小細胞肺がん治療薬「PF-02341066」のコンパニオン診断の成功例が挙げられる．非小細胞肺がん患者のわずか 4% にあたる *ALK* 融合遺伝子陽性患者は，がんが悪性化しやすい傾向がある．これらの患者をコンパニオン診断で層別化したことで，2012 年に *ALK* 阻害剤である「ザーコリ」（クリゾニチブ）が，転移性非小細胞肺がん治療薬として承認された．臨床試験はわずか 255 人の患者集団で，2 つの治験センターで行われた．そのうちの 1 つの施設のデータ（136 人）で FDA 承認がとれた．製薬企業にとってコンパニオン診断は迅速かつ低コストで開発が進められることを証明したケースである．全世界の患者数が 45,000 人と推定されるオーファンドラッグであるが，1 カプセル約 10,000～15,000 円で毎日 2 回服用するため，年間薬剤費は 1,150 万円になる．オーファンドラッグとはいえ，年間売上高 540 億円と予測されるだけに魅力的なビジネスである．

　2011 年 3 月に第一三共が約 930 億円で買収した，プレキシコンとロッシュが共同開発した *BRAF* キナーゼ阻害剤である転移性メラノーマ治療薬「ゼル

ボラフ」(ベムラフェニブ) も，コンパニオン診断が不可欠であった．メラノーマ患者の約半分は BRAF 変異があり，この変異があると下流のマップキナーゼ (MAPK) 経路が常に活性化された状態になり，細胞増殖が止まらなくなる．BRAF 変異の 90% は 600 番目のアミノ酸であるバリンがグルタミン酸に変化している (V600E 変異)．「ゼルボラフ」はこの患者に有効であり，2011 年 8 月に承認された．BRAF V600 変異検査法も同時に承認された．メラノーマは全世界で毎年 16 万人近くが罹患している．早期治療できれば治癒できるが，転移をおこすと急速に増悪するため，毎年約 4 万人が死亡している．メラノーマ患者の約半数が「ゼルボラフ」の恩恵を得られるといわれている．「ゼルボラフ」のピーク時売上高は 700 億円と予測されている．

このように，抗がん剤の領域では，投薬に際して遺伝子変異やタンパク質発現量を検査することは今や日常的に行われるようになった．いくつかの例を示す．

〈抗がん剤による遺伝子変異・タンパク質発現〉
・乳がん・大腸がん： 「ハーセプチン」，「タイケルブ」→ HER2 過剰発現．
・結腸・直腸がん： 「アービタックス」，「ベクティビックス」→ KRAS および BRAF 変異．KRAS に変異がなければ効果あり．KRAS 変異がなくても BRAF 変異があると効果なし．
・非小細胞肺がん： 「イレッサ」，「タルセバ」→ EGFR 変異．
・非小細胞肺がん： 「ザーコリ」→ ALK 融合遺伝子．
・慢性骨髄性白血病： 「グリベック」→ BCR/Abl．
・メラノーマ： 「ゼルボラフ」，「メキニスト」，「タフィンラル」→ BRAF V600 変異．

抗がん剤以外でもコンパニオン診断で新薬が承認されている．囊胞性線維症 (CF) は気道上皮細胞表面にある Cl⁻ チャネル (cystic fibrosis transmembrane conductance regulator：CTFR) の遺伝子に突然変異があるため，粘液の粘度が高くなる遺伝性疾患である．痰の粘性が強くなれば気道が閉塞されて肺炎や気管支拡張症になる．胆汁の粘性が強くなれば胆石，膵炎，肝機能障害を引き起こす．平均寿命は 30 歳未満で稀少病に指定されている．白人に高頻度で見

られ，患者数は3万人といわれている．そのCFTR遺伝子のG551Dに突然変異がある患者の4%（1,200人）を対象としたオーファンドラッグとして，2012年に「カリデコ」が承認された．患者1人あたりの年間薬剤費は3,000万円以上で，2012年間売上高は172億円，2013年度は300億円といわれている．これを開発したバーテックスの時価総額は，2倍の1.8兆円に跳ね上がった．

　CF患者で最も多い遺伝子の突然変異はF506delである．米国人患者の90%以上，全世界では66～70%以上がF506delである．「カリデコ」はF506del患者には効果がない．バーテックスはこの患者集団に対する薬「VX809」も開発後期段階にあり，成功すると年間売上高1,000億円以上になるといわれている．化学構造を見ればわかるとおり，あまりに単純な化合物が年間薬剤費3,000万円であることに驚くであろう．

　それ以上に「カリデコ」が全米で話題になっている理由を紹介する．非営利の慈善事業団体であるCystic Fibrosis Foundation Therapeutics, Inc.（CFFTI）が，「カリデコ」開発のために75億円の資金援助をした．開発に成功した際には売上高の数%を戻すのが条件で，薬剤価格が高額になることについては関与しないというものであった．財団はその権利を別の企業に150億円で売却し，次の開発のために資金援助に回すようである．ベンチャー・フィランソロピー（venture philanthropy）と呼ばれる手法で欧米では盛んに行われているが，日本ではまだなじみが薄い．難病などの社会的課題を市場として捉え，その解決を目的とする"社会性"，"革新性"に加えて，事業としての持続可能性を担保していくものである．この意味では，「カリデコ」の権利売却による巨額の資金を回収したのは成功例といえる．一方で，患者が支払えないような高額な薬価をつけて，公的支援に依存してしまうことへの是非も問われている．世界中で社会的事業が広がる中，日本においては政府補助金や寄付金に依存しすぎ，かつ有能な人材も圧倒的に不足しており，ベンチャー・フィランソロピーは根付きにくいのが現状である．

5-3　ノバルティスの巧みな戦略

　ノバルティスの製品群を見ると，大型製品となっているオーファンドラッグ

の多さに驚かされる．ざっと調べただけでも，2011年度売上高4,700億円の慢性骨髄性白血病治療薬「グリベック」と「タシグナ」（2012年1,000億円），結節性硬化症治療薬「アフィニトール」（2012年800億円），抗ホルモン剤「サンドスタチンLAR」（2010年1,200億円），加齢黄斑変性治療薬「ルセンティス」（2011年1,533億円，ロッシュと共同販売），多発性硬化症治療薬「ジレニア」（2012年1,200億円），さらには最近承認されたブロックバスター候補のクリオピリン関連周期性症候群（CAPS）治療薬「イラリス」，慢性鉄過剰症治療薬「エクジェイド」などがある．2018年までは世界のオーファンドラッグ・メーカーの首位を維持するといわれているのもうなずける．ちなみに2018年のオーファンドラッグ総売上高は1兆1,800億円と予想されており，世界市場12兆7,000億円の約1割を占めることになる．

　ノバルティスは，病気をいくつかのセグメントに細分化して攻めるのが得意である．その代表的例が「グリベック」で，2001年の承認以来わずか5年間で，2つの固形がんと5つの血液疾患を含む7つの適応症で承認を取得した．現在では適応症も10種類近くまで拡大されている．最近でもオーファンドラッグとして肺動脈性肺高血圧症の承認を得た．適応拡大で実施された臨床試験を見ると，治験患者数も30人前後で承認されている．もちろん，200人近い規模の試験も行っている．オーファンドラッグであるため，開発費も少なく，期間も短くて承認がとれる．

　単一適応症で巨大化した製品の特許が切れると，企業のダメージは大きい．しかし，「グリベック」のように全売上高を見れば4,700億円のブロックバスターだが，いくつものオーファンドラッグの適応症を10年近くかけて分散して承認をとれば，ジェネリック薬参入のリスクは軽減できる．しかも稀少病であれば高額薬価であっても受け入れられやすい．オーファンドラッグだけに市場独占期間が残っている疾患に適応外使用されて訴訟されることをジェネリック薬メーカーは恐れる．最近承認された「イラリス」は，年商1,000億円を超えるブロックバスターになるといわれているが，ここで，その開発の経緯と適応症拡大の戦略を眺めてみよう．

「イラリス」誕生の背景

　ノバルティスはインターロイキン（IL-1β）の遺伝子組み換えヒト免疫グロブリン・モノクロナール抗体をリウマチ治療薬として開発を行ったが，有効性を証明できずに開発を断念した．その後，2004年にピッツバーグ大学リウマチ部門の責任者 Tim Wright がノバルティスのトランスレーショナル・メディスン部門の責任者として赴任したことから，"「イラリス」誕生の物語"が始まる．Tim はマックル・ウェルズ症候群（MWS）を対象とした治験の再開を提案した．2004 年 5 月に MWS が単一遺伝子 *NLRR-3* の変異により IL-1β の過剰生産を伴うことが論文発表されていたことが根拠であった．どの会社でも一度臨床開発で落ちた化合物の研究を再開するのは容易ではない．元の担当者が抵抗勢力になることもあるだろう．事実，Tim の提案は懐疑的に受け止められた．それでも説得を重ね，ごく少人数で治験を行うことが社内承認された．

　2005 年 2 月，最初の患者 4 名に薬剤が投与された．1 回目の投与から 5 時間以内に患者の症状は顕著に改善され，1 週間後には症状が消えた．この驚くような結果を得たノバルティスでは，連日のように戦略会議が開かれた．元ハーバード大学遺伝学教授でノバルティスの研究開発責任者 Mark Fishman は，「ノバルティスの戦略は遺伝学的要因の関係する稀少病を最初に，次により広い疾患に拡大する．問題は IL-1β を主要要因とする疾患は痛風，II 型糖尿病，循環器疾患など約 30 種類もあり，どれを選択すべきかであった．この社内会議で 18 か月もの期間を無為に費やしてしまった．承認領域が増えるにつれて薬価を下げる戦略」と述べている．最初にクリオピリン関連周期性症候群（CAPS）に選定された．しかし，無為に過ごした 18 か月の間にリジェネロンが 2008 年 2 月に「アルカリスト」を発売してしまった．

　リジェネロンより遅れはしたものの，9〜74 歳の CAPS 患者で治験を行い，わずか 1 年の臨床試験で 2009 年 6 月に FDA は CAPS 治療薬として「イラリス」を承認した．さらに，2013 年 4 月には活動性の全身型（systemic）若年性特発性関節炎（SJIA）への適応拡大も承認された．SJIA は若年性突発性関節炎（JIA）の中でも最も重症な疾患である．「イラリス」はコルヒチン抵抗性の家族性地中海熱（FMF），高 IgD 症候群（HIDS），壊疽性膿皮症，増殖性糖尿病性網膜症などでも臨床試験も進めている．日本では糖尿病が原因で失明す

る患者が毎年 3,000 人近くいる．ノバルティスの研究開発部門のトップである Mark Fishman がいうように，オーファンドラッグの適応症を拡大して積み上げることで総売上高としてブロックバスターを構築しようとしているのがよくわかる．「イラリス」は IL-1β の過剰発現が引き金となっている痛風性関節炎症（gouty arthritis）に適応すべく臨床試験が行われた．2011 年の FDA 諮問委員会は，「1 回目の注射で生命を脅かす重篤な感染症をおこすリスクが高い」という理由から，痛風性関節炎症の適応を否決した．有効性は証明されているので，ノバルティスが使用制限をつけて再申請するかどうか注目されている．「イラリス」は慢性閉塞性肺疾患（COPD）や糖尿病でも臨床試験を進めている．自己免疫疾患の治療にサイトカインを標的にすると皮肉にも免疫機能が低下するという結果が出たことで，COPD や糖尿病の戦略も見直しが必要になった．

5-4　病気の攻め方の多様性と競合関係

　ノバルティスの開発戦略は，「イラリス」の特性を引きだせる IL-1β 過剰発現疾患を探しだすことである．このため，従来の病気分類法では一見関連性がなさそうな疾患群が適応症となる．病気の地下茎を解明して芋蔓式に適応症を掘りだすやり方である．前節で耳慣れない病名が多く出ているので，簡単に説明する．発熱性の稀少病という観点から病気をセグメント化すると，図 13 のようになる．

〈「イラリス」の開発戦略〉
・クリオピリン関連周期性症候群（CAPS）————「イラリス」承認済み
　- 家族性寒冷蕁麻疹（FCAS）
　- マックル・ウェルズ症候群（MWS）
　- 慢性乳児神経皮膚関節炎症候群（CINCA 症候群）
・自己免疫性周期性症候群
　- 家族性地中海熱（FMF）…コルヒチン薬剤耐性——「イラリス」臨床試験中
　- TNF 受容体関連性症候群（TRAPS）
　- 高 IgD 症候群（HIDS）————————————「イラリス」臨床試験中

5-4 病気の攻め方の多様性と競合関係　113

```
自己免疫疾患
```

クリオピリン関連周期性症候群（CAPS）
・NLRP3（CIAS1）変異で IL-1β が過剰生産されて引き起こされる.
・国内患者数 30～50 名の非常に稀少な難治性の自己炎症性疾患.
・乳幼児期から発熱, 頭痛, 強い膝関節痛など激しい炎症を繰り返す.
・合併症：アミロイドーシス, 視力低下（弱視）, 進行性難聴, 歩行困難, 髄膜炎.

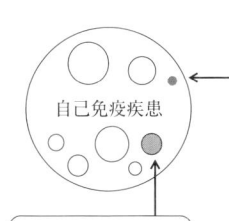

若年性特発性関節炎
（JIA）：7つの型

有病率＝10 人/10 万人
（男性/女性＝1/1～2）

遺伝的要因だけでなく, インフルエンザ, アデノウイルス, 風疹などの要因も大きい

── 全身型：IL-1β, IL-6
── 関節型：TNFα
── 症候群性慢性関節炎
　　合併症：乾癬, 潰瘍性大腸炎など

軽度：家族性寒冷蕁麻疹（FCAS）
・大半の患者で NLR3P3NLRP3（CIAS1）変異が認められる.
・寒冷刺激が原因で発作性に炎症がおこる. 組織損傷も永久的でない.

中等度：マックル・ウェルズ症候群（MWS）
・大半の患者で NLR3P3NLRP3（CIAS1）変異が認められる.
・思春期に進行性の深刻な感音性難聴を発現することが多い.
・多くの患者は血清アミロイド値の上昇によるアミロイドーシスを発症.
・患者の 25% は中年期以降にアミロイドーシスによる腎臓・肝臓障害.
・低温, ストレス, 運動などで誘発される：持続的な発疹, 頭痛, 腹痛, 関節痛, 嘔吐, 結膜炎.

重度：慢性乳児神経皮膚関節炎症候群（CINCA 症候群）
・40% の患者に NLR3P3NLRP3（CIAS1）変異が見られない. 受精児の突然変異も疑われる.
・持続性の炎症：関節, 脳, 眼, 耳をはじめとする部位に炎症性の損傷が認められる. 臓器へのアミロイドタンパク沈着（アミロイドーシス）により重症化しやすい.

図 13　「イラリス」の標的は自己免疫疾患の小集団サブタイプ

　炎症性疾患では，IL-1β 以外にも IL-6，TNAα，TNFβ など，さまざまなサイトカインも関与している．「イラリス」の競合品が存在するということである．新薬として承認されてしまえば，製薬企業の MR は，自社製品が競合品と比べていかに優れているかを強調して売り上げを伸ばそうとする．本来は公的なコンパラティブ・エフェクティブネスで，どのケースではどの薬が最も良いか知るのが望ましい．製薬企業にとっては比較してほしくないというのが本音であるが．

　中外製薬が大阪大学と共同開発した国産初の抗体医薬品「アクテムラ」は，IL-6 受容体のヒト化モノクローナル抗体で，2005 年にキャッスルマン病治療薬として承認された．その後，メトトレキサートなどの既存薬で治療効果が不十分な関節リウマチや若年性特発性関節炎（JIA）で承認された．アボットの

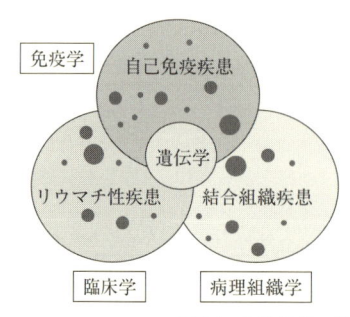

114   5. ビジネスチャンスは創りだすもの

| 免疫学 / 自己免疫疾患 / リウマチ性疾患 / 結合組織疾患 / 遺伝学 / 臨床学 / 病理組織学 | 関節リウマチ（RA）：女性比率 70%
シェーグレン症候群（SS）：90%
全身性エリテマトーデス（SLE）：95%
ベーチェット病
強皮症 66%
リウマチ熱（RF）
多発性筋炎（PM）/皮膚筋炎（DM）
強直性脊椎炎（AS）
リウマチ性多発筋痛症（PMR）
アジュバント病
成人スティル病
好酸球筋膜炎 | ウェゲナー肉芽腫症（WG）
統合性多発動脈炎（PN）
混合性結合組織症（MCTD）
再発性多発軟骨炎
ウェーバー・クリスチャン病
大動脈炎症候群（高安病）
抗リン脂質抗体症候群
慢性甲状腺炎（橋本病）
マックル・ウェルズ症候群
（MWS）
若年性特発性関節炎（JIA）
⋮ |

図 14 女性に多い免疫疾患（膠原病）は多様な病気の集合体

ヒト型抗ヒト TNFα モノクロナール抗体「ヒュミラ」よりも有効だといわれている．売上高推移を見ると，2009 年 140 億円，2010 年 315 億円，2011 年 700 億円，2012 年 900 億円と急速に伸びている．

　TNFα/β およびその可溶性レセプターを標的としたモノクロナール抗体「エンブレル」は関節リウマチだけでなく，稀少病であるクローン病，潰瘍性大腸炎，強直性脊椎炎，乾癬性関節炎，尋常性乾癬，JIA など，幅広い適応症に使われている．2010 年の売上高は 3,300 億円であった．同じように TNFα を標的とした「レミケード」も関節リウマチ，クローン病，ベーチェット病などの適応症で 2010 年度売上高が 8,100 億円，「ヒュミラ」は関節リウマチやクローン病の適応症で 2012 年度売上高 9,300 億円とファイザーが記録したコレステロール低下剤「リピトール」のピーク時売上高 1 兆 3,000 億円に近づいている．

　このように，疾患領域をセグメント化することで，さまざまなサイトカインを標的としてビジネスチャンスは大きく広げられる．関節リウマチのように大きなセグメントもあれば，稀少病であるクローン病，潰瘍性大腸炎やクリオピリン関連周期性症候群（CAPS）のようなニッチなセグメントもある．このように病気の根底にある共通のメカニズムからのアプローチはがんや自己免疫疾患で特に効果的である．本節で紹介した膠原病に分類されている疾患のイメージを図 14 に示した．

5-5 ノバルティスは革新的な研究開発を進めたのか

　ノバルティスが大きく飛躍するきっかけとなった「グリベック」の開発経緯については，多くの人が報告している．一方，コンパルソリー・ライセンスのところ（2-4 節）でも触れたように，インドにおいてはジェネリック薬メーカーとの競争で実質的に先進国価格のわずか数％にまで値引きしなければならない状況，特許訴訟での最高裁敗訴など話題に事欠かない．中でも開発初期におけるノバルティスの戦略は，多くの人の関心事となっている．

　ノバルティス会長兼のダニエル・バセラとロバート・スレイターの共著『Magic Cancer Bullet―奇跡の抗がん剤の物語』（ターギス，2006）によれば，"慢性骨髄性白血病患者を救いたい"という想いで社内外からの抵抗をはねのけ，全員が力を合わせて開発したというストーリーになっている．"患者を助けたい"，ただそれだけの当たり前の想いだったと述べている．高邁な動機付けには恐れいった．確かに「グリベック」は 2001 年に承認された画期的新薬で，多くの人の命を救った．

　一方，New England Journal of Medicine 前編集長のマーシャ・エンジェル著『ビッグ・ファーマ―製薬企業の真実』（篠原出版新社，2005）によれば，ノバルティスは当初はまったく関心を示さなかったという．慢性骨髄性白血病の治療薬の研究をしていたオレゴン健康科学大学のブライアン・ドラッカーがノバルティスのたなざらし化合物をもらってスクリーニングすることから話が始まる．細胞実験で有望と思ったドラッカーは臨床試験をノバルティスに力説したが，関心を示してもらえなかった．"市場が小さいためか"，"高容量で犬に毒性が出たためか"，理由はわからない．しかし，あまりにもドラッカーが臨床試験を力説するため，ノバルティスも小規模試験をすることに同意した．1999 年に米国血液学会総会でドラッカーがこの結果を発表した結果，全世界に衝撃的なニュースが広まった．この結果を受けてノバルティスは大規模試験に踏み切った．「グリベック」は 2001 年に承認されたので，ノバルティスが貢献したのはわずか 2 年間だけである．

　年商 4,700 億円の商品の恩恵にあずかるために，ノバルティスが使った研究開発費はいくらだったのか，臨床試験における患者 1 人あたりの費用や公的資

金の援助はどうだったのかなど，ビジネススクールでの研究題材となった．

a. 研究初期段階
「グリベック」の研究開発費の負担割合は下記の通りである．

〈「グリベック」研究開発費の内訳〉
・米国国立がん研究所 50%
・白血病リンパ腫協会 30%
・ノバルティス 10%
・オレゴン健康科学大学 10%

ドラッカーの基礎研究から開発初期段階を経てノバルティスが確信を持つまでに要した数年間は，ノバルティスの貢献はほとんどなかったことは確かである．このデータにも如実に表れている．高邁な動機付けからは程遠かったようである．

b. 臨床試験
ノバルティスが行ったいくつかの第II相臨床試験では，1,028人の患者が登録されている．それをもとに患者1人あたりの治験費用がいくらかを調べれば，ノバルティスが使った費用は算出できる．J.A. DiMasi らによる *Journal of Health Economics*, **22**：151-185（2003）の論文によれば，患者1人あたり235万円と報告されている．ブリストル・マイヤーズ・スクイブ（BMS）の Robert Kramer が Parexel Pharmaceutical R&D Statistical Sourcebook 2002 の p.117 に発表した資料では，抗がん剤の臨床試験費用は患者1人あたり100万円となっている．1999年に米国国立衛生研究所（NIH）が公表した報告では，それよりもはるかに少ない．1993〜1999年に行われた NIH DCP Cooperative Group Treatment Trials における患者1人あたりの治験費用は，1993年の38万円から徐々に上昇しているものの，1997年では49万円程度である．

いずれにしても，ノバルティスが臨床試験に費やした費用は最大24億円から10億円程度だった．ただ，すべての適応症で臨床試験が成功するわけでは

ないので，失敗リスクを考慮した成功率 30% であれば，最大 80 億円から 34 億円の費用となる．いずれにしても年商 4,700 億円の製品を生みだす投資としては微々たるものである．

　ノバルティスは，2001 年の「グリベック」承認から 2005 年までに 7 種類のオーファンドラッグ承認を得ている．米国では試験研究費の 50% は税金控除となるメリットもある．ノバルティスがオーファンドラッグに傾注する背景が見えたのではないだろうか．

6 ライセンス活動から見た メガファーマが求めるもの

6-1　モノクロナール抗体医薬

　ライセンスされた化合物が世界の医薬品市場に占める割合は，売上高ベースで2001年の約20%が2010年度には35～40%に急増している．いかに外部に依存しているか明らかである．メガファーマが1995～2006年の11年間にライセンス契約した数を見ると，GSKの73件を筆頭に，ファイザー51件，J&J 39件，ノバルティスおよびロッシュ34件，サノフィ33件であった．1社あたり年間3～7件であった．ところが，2005年を境に世界中で研究所の閉鎖が相次いだことで生産性は低下し，ライセンス活動も一挙に活発化した．2008年から2009年にかけてのわずか2年間のライセンス契約数はGSK 67件，ファイザー47件，J&J 31件，ノバルティス30件，ロッシュ15件，サノフィ41件に急増した．ロッシュを除くと，1社あたり年間33～20件のライセンスを受けたことになる．

　10年以上前であれば新技術もライセンス対象に含まれたが，今やどの企業も"プロダクト，プロダクト，…"で新技術への関心度は低い．新技術を導入して創薬研究を進めるゆとりさえない多くのメガファーマは，氷河期の恐竜のように餌を求めている．最も関心があるライセンス対象は抗体医薬などの探索研究段階の化合物（38%）とコンパニオン診断（38%）である．中でもモノクロナール抗体（mAb）医薬のライセンス・提携は群を抜いて多く，5年間で約300件近くある．各社が高額なバイオ医薬に重点を置いている証である．mAb医薬のライセンス数の推移を年度別に見ると，2007年67件，2008年66件，2009年50件，2010年62件，2011年74件と，非常に高い水準にある．

　これらの新規mAb医薬の開発状況を見てみよう．2011年時点で開発中の新

規 mAb 医薬は，承認審査中 7 品目，第 III 相臨床試験中 30 品目，第 I/II 相臨床試験中 114 品目ある．疾患領域別に見ると，がん 55%，免疫系疾患・炎症 32%，感染症・循環器系疾患 12% と多岐にわたっている．最近は新薬が少なくなったといわれる中で，mAb 医薬に殺到している状況が一目瞭然である．これらの新規 mAb 医薬約 140 品目の大半はバイオベンチャー 27 社が創りだした．このため，有望ベンチャー企業のほとんどがメガファーマに買収され尽くしてしまい，わずかに残ったベンチャーもメガファーマがいずれ買収するだろうといわれている．

　ライセンス対象となった mAb 医薬を研究開発ステージで見ると，探索研究 40%，前臨床試験 26%，第 I 相臨床試験 13%，第 II 相臨床試験 10% で全体の 90% を占めている．極めて早い段階でメガファーマが入手しているのがわかる．低分子医薬品では考えられないことである．低分子医薬品の場合，第 II 相臨床試験で有望な結果が示された辺りがライセンス対象となるケースが多い．世界の売上高上位 20 位の医薬品の 1/3 を占める mAb 医薬はいずれも年商数千億円の規模である．ライセンスのアップフロントフィーやマイルストーンフィーも 400 億～500 億円は当たり前で，後期段階になるほど 1,000 億円を超える膨大な金額に跳ね上がる．さらに，発売後は売上高の 10% 近いロイヤリティーが加わる．開発初期段階で安く手に入れようと積極的に導入するわけである．新規抗体医薬がメガファーマを引きつける理由を以下に挙げてみた．

〈新規抗体薬のメリット〉
- 開発期間が低分子医薬品と比べてはるかに短い： 今までに承認された抗体医薬品の臨床試験開始から上市までの期間は，1994～2003年の11品目の平均は6.7年，2004～2011年の12品目は8.3年であった．開発期間が多少長くなる傾向はあるものの，低分子医薬品の開発期間約13年と比べるとはるかに短い．特許で守られる20年間のうち，5年間近く，年間数千億円という売り上げを余分に享受できることになる．
- 市場独占期間（market exclusivity）の延長： 2010年の米国法律で，抗体医薬などのバイオ医薬品の市場独占期間は12年間に延長された．新活性成分を含む低分子化合物であれば5年間，オーファンドラッグであれば10年間（米国7年間）の市場独占期間と比べても非常に長い．この期間は特許が切れていようとジェネリック薬メーカーの参入は禁止される．米国バイオ企業のロビー活動の成果ともいわれている．高額医薬品で市場規模も大きく，開発期間が短く，市場独占期間が長いとなればメガファーマを魅了するに十分である．1984年に制定されたハッチ・ワックスマン法（特許期間延長法とか特許期間回復法とも呼ばれている）を使えば，保護される期間はさらに延びる．
- 低分子医薬品と比べて開発成功率が高い： 1つの新薬を開発するには，約1,300億円という巨額がかかるといわれている．その研究開発費がどのように配分されるか，臨床試験の開発ステージ毎の成功確率と合わせて表6にまとめた．もちろん，成功確率は疾患領域によって大きく変動する．第III相臨床試験までには巨額の研究開発資金の83%が積み上がるだけに，低分子医薬品と比べて成功確率が高い抗体医薬を開発初期段階から導入する理由も納得できる．

表6 研究開発費の配分と開発ステージ毎の成功確率

	探索～前臨床	第I相	第II相	第III相	承認・市販後調査
研究開発費（%）	25	8	13	37	17
成功確率（%）		65	40～45	65～70	80～90
抗体医薬		77	66	81	100

a. 抗体-薬物複合体（ADC）

　抗体-薬物（抗がん剤）複合体（antibody drug conjugates：ADC）をめぐる最近の動きには注視しなければならない．既存の抗体医薬品を既存の抗がん剤と結合させた ADC は，最もホットな領域の一つといえる．*Nature Reviews Drug Discovery*, **12**：259-260（2013）に後期臨床試験に入った ADC 化合物がリストされている．抗体医薬品の臨床試験の 15% は ADC 化合物で，がん領域では 30 種類の ADC 化合物のうち 24 種類にターゲットを絞って臨床研究されている．

　抗体医薬品と抗がん剤を結合させる ADC 技術の歴史は古い．ファイザーは ADC の先駆者で，1980 年代に研究を開始し，2000 年に急性骨髄性白血病治療薬「ミロタルグ」が承認された．しかし残念ながら 2010 年に重篤な副作用のために市場から撤退した．ADC は抗体という高分子化合物を化学修飾するため，抗原性という重篤な副作用リスクが潜んでいることを忘れてはならない．特に慢性疾患などでの長期使用に対しては，規制当局も承認に慎重である．

　ADC にはリスクがあるにもかかわらず各企業がなびくのはなぜだろう．多くの大型製品の特許が切れる「2015 年問題」も大きな要因であろう．ADC 化合物で既存の抗体医薬よりも有効性が高いことを示せれば，ジェネリック薬が参入する前に市場を ADC に移してしまうことができる．命に関わるだけにより有効性の高いものが求められる．効果は劣るが安ければいいという世界ではない．ADC はバイオシミラーが参入するまでに市場を"もぬけの殻"にできるジェネリック薬対策の新しい道を切り開いた．新規化合物なので特許期間を再度 20 年間延ばすこともできる．巨額の投資（初期投資 200 億〜300 億円）をするバイオシミラー・ビジネスの将来展望をするには，あと数年は必要だろう．ロッシュ（ジェネンテック）のホームページを見れば数十種類の ADC 化合物が開発中である．乳がん治療薬「ハーセプチン」に化学療法剤の DM1 を結合した新規治療薬「カドサイラ」が 2013 年に承認された．「カドサイラ」と「ハーセプチン」の売上高動向を見ていれば，戦略が垣間見えるはずである．

　抗体医薬品と抗がん剤を結合させるためには，特殊な"リンカー"が必要である．この技術を保有するいくつかのバイオ企業が注目を浴びている．

　① Nektar Therapeutics：　抗体医薬品の薬物送達システム（drug delivery

system：DDS）といえば，Nektar の PEG 化技術が特記される．UCB の関節リウマチおよびクローン病治療薬のモノクロナール抗体「シムジア」をはじめ，ロッシュの C 型肝炎治療薬「ペガシス」や貧血症治療薬「ミルセラ」，アムジェンの好中球減少症治療薬「ニューラスタ」，ファイザーの先端巨大症治療薬「ソマバート」，アフィマックスの貧血症治療薬「オメンティス」（2013年，副作用のため市場から撤退）など多くのブロックバスターを作りだしてきた．Nektar の PEG 化技術で作られた抗体医薬の年間売上高は，7,000 億円以上といわれている．現在はメガファーマとのパートナーシップをやめて単独で新薬開発を進めている．一方，「シムジア」と「ミルセラ」のロイヤリティーという安定収入の権利を 2012 年に売却して，124 億円の資金を得た．

② イミュノジェン： 1981 年に設立された会社で，ロッシュ・ジェネンテックが 2013 年に承認を受けた「ハーセプチン」の DDS である「カドサイラ」を共同開発した．ノバルティス，イーライ・リリー，アムジェン，バイエル，サノフィ，ロッシュ・ジェネンテックといった企業が提携している．中でもジェネンテックとの開発品の多くを手がけている．

③ シアトル・ジェネティクス： 1998 年に設立された会社で，武田薬品と共同開発した再発性ホジキンリンパ腫治療薬「アドセトリス」が 2011 年に承認を受けた．ファイザーが 2010 年に副作用のために市場から撤退した「ミロタルグ」と比べて副作用が低いといわれている．ファイザー，アボット，ロッシュ・ジェネンテックなどとも提携して，約 15 品目の開発を進めている．

④ Sutro Biopharma： Sutro はアムジェンやイーライ・リリーが株主で，ファイザーとはペプチド医薬で，サノフィとはワクチンで共同研究している．モノクロナール抗体の 1 つのアミノ酸残基を非天然型に置き換えることでリンカーを選択的に結合できるし，置換すべきアミノ酸の最適部位も選択できる．次世代の ADC 技術として，セルジーンが 2012 年に提携した．

b. がん幹細胞（CSC）

がん幹細胞（cancer stem cell：CSC）を叩くことのできる次世代抗体医薬の開発は，抗がん剤研究の最前線である．増殖速度が速いがん細胞は，現在の化学療法剤で攻撃できるが，細胞交代率（cell turnover）が遅い CSC は，化学療

法剤で攻撃されても生き残る．抗がん剤の攻撃を受けたがん細胞は細胞膜表面に存在するトランスポーター（ABCG2/MDR-1：multidrug resistant protein 1 など）を過剰発現して，攻撃してきた抗がん剤をポンプで細胞外に吐きだしてしまう．生き残った CSC が薬剤耐性能を持つがん細胞を増殖して再発すると，今までの薬がまったく効かなくなる．抗がん剤に対する薬剤耐性能が獲得されたためである．CSC が "ゾンビ"（zombie）と呼ばれる所以である．低分子抗がん剤であろうと抗体医薬であろうと，使用開始後半年もすれば効果が減弱する．がんの再発を抑えるには CSC を選択的に認識して叩く抗体医薬が望まれる所以である．多くのメガファーマは，そのような抗体医薬を必死で探している．

そのような標的分子の多くは，抗原認識部位が非常に小さな複数回膜貫通型タンパク質である．現在市販されている抗体医薬のほとんどは可溶性タンパク質や抗原認識部位が大きい 1 回膜貫通型の単純なタンパク質である．単純なだけに，だれでもどの企業でも短期間で簡単に作ることができる．バイオシミラーを作ること自体が簡単なわけである．しかし，複数回膜貫通型タンパク質抗体となると，4 回膜貫通の抗 CD20 抗体がある程度である．膜タンパク質は膜から取りだした時点で，本来の構造とはまったく別物になる．したがって，ネイティブな構造のままで抗体を作らなければならない．バイオ医薬を標榜する企業のほとんどは手に負えない．このように技術的ハードルが極めて高い複数回膜貫通型タンパク質抗体を容易に作ることができる企業は，世界的にも限られる．今後数年以内に，さまざまな疾患領域でいくつもの複数回膜貫通型タンパク質抗体医薬が世界中で一挙に開発スタートする．抗体医薬の新時代の幕開けは静かに，しかも着実に進行している．

2012 年 8 月に，CSC を認識するいくつかのバイオマーカー（LGR4，LGR5，DPP4，CD133，ERBB2 など）が発表された．別々の研究機関が同時に 3 つの論文を発表したことで世界中が CSC に注目した．LGR4 と LGR5 は Wnt-β カテニンシグナリングパスウェイを介してマップキナーゼ（MAPK）シグナリングパスウェイに連動している．DPP4 と CD133 はがん細胞のイニシエーションに関与している．ERBB2 は乳がん治療薬「ハーセプチン」の標的である HER2 に関与している．CSC を叩ければがん細胞の発生から薬剤耐性獲得，再

発といった最上流部を叩くことができる．CSC 研究は急速に進展しており，遠くない将来，CSC を叩くことのできるモノクロナール抗体は確実に登場する．がん治療法も抗がん剤市場も大きく変貌するであろう．

　がん細胞と抗がん剤の戦いは，抗生物質と黄色ブドウ球菌の戦いに似ている．がん細胞も生き延びるために抗がん剤の攻撃にさらされるたびに変身し続けている．非小細胞肺がん治療薬「イレッサ」も，効果のある患者には劇的に有効だった．しかし，投与して 2 年以内には「イレッサ」が結合する部位 EGFR のキナーゼ・ドメインを点突然変異して攻撃されないように変身してしまう．乳がん治療薬「ハーセプチン」も，再発した患者のがん細胞では HER2 とはまったく独立した Snai-1 転写因子（E-カドヘリン）を過剰発現するようになる．Wnt-1 パスウェイをノックダウンすると乳がん細胞の侵潤を顕著に抑制できるが，再発した乳がん細胞ではがん抑制遺伝子 p53 を変異して Wnt-1 パスウェイから独立してしまう．c-myc をノックダウンするとアポトーシスを介して乳がん組織は退縮するが，再発した乳がん細胞では KRAS がん遺伝子を活性化して c-myc から独立してしまう．非ホジキンリンパ腫治療薬（抗CD20mAb）「リツキサン」に対しても，がん細胞は攻撃対象として認識されないよう細胞表面の CD20 抗原の発現を小さくしてアポトーシスから逃れようとする．がん細胞との戦いはまさにモグラ叩きである．その意味で，最上流部にある CSC を叩ける抗体医薬の研究が，世界中で行われている．今までに上市されている抗がん剤の標的分子とシグナリングパスウェイを図 15 に示した．

　CSC に特化したモノクロナール抗体の研究開発を進めているベンチャー企業に，OncoMed がある．2004 年に設立されたばかりの新しいベンチャー企業だが，わずか 3 年後の 2007 年には GSK と総額 1,400 億円（＋売上高の 10%以上のロイヤリティー）で，Notch シグナリングパスウェイの抗がん剤で包括契約をした．GSK は資本参加もした．2010 年にはバイエルと Wnt シグナリングパスウェイ（OMP-54F28）の抗がん剤で，やはり総額 1,500 億円を超える包括契約をした．いくつかの化合物は第 I 相臨床試験中段階に入っており，6 つのパイプラインが開発中である．

　2012 年に大日本住友製薬が 2,600 億円で買収した Boston Biomedical は，BB1608（大腸がん第 II 相臨床試験，その他の固形がん第 I/II 相臨床試験）と

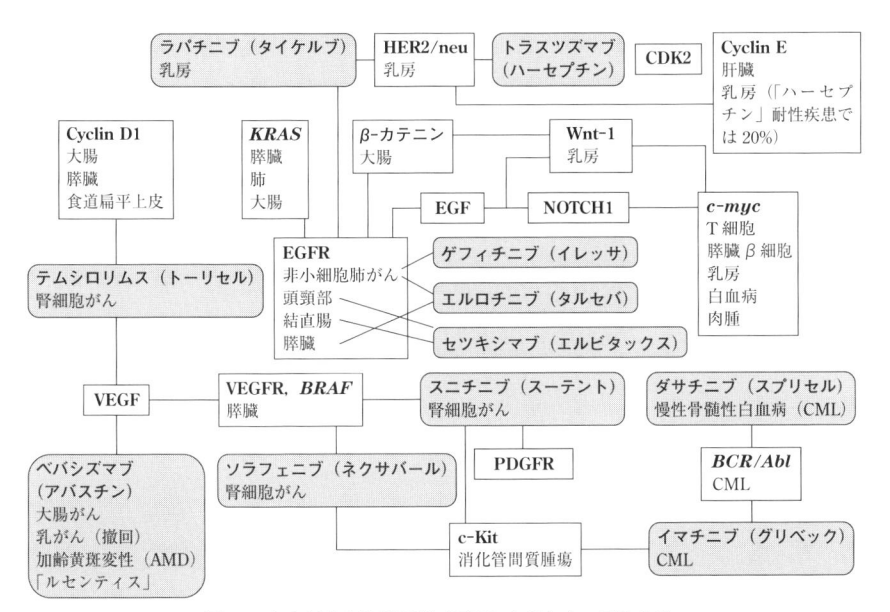

図15 さまざまな抗体医薬（灰色）とそれらの標的分子

BB1503（固形がん第I相臨床試験）という2つのパイプラインを保有している．わずか2つのパイプラインしか持たない会社をこれだけ巨額の資金で買収したということは，CSC がそれだけ魅力的ということである．

6-2 ワクチン

1796年のエドワード・ジェンナーによる天然痘ワクチンの発見以来，さまざまな感染症ワクチンが作られてきた．1879年にコレラ，1882年に狂犬病，1890年に破傷風，ジフテリア，1897年にペスト，1926年に百日咳，1927年に結核，1945年にインフルエンザ，1952年に小児麻痺（ポリオ），1954年に日本脳炎，1967年におたふくかぜ，1970年に風疹，1974年に水痘症，1981年にB型肝炎，1992年にA型肝炎，…，といった具合である．19世紀は細菌学，20世紀中ごろまではウイルス学，20世紀後半からバイオテクノロジー，そして現在の免疫学へとワクチン開発に寄与する学問領域は変遷してきた．これと並行してワクチンビジネスも大きく変貌した．

世界のワクチン市場（約3兆円）は年率11.5％で急成長しており，2016年には5兆2,000億円に達するといわれている．しかも世界市場の87％はメガファーマ数社で寡占されている．2010年度の主要メーカーの年間売上高を見ると，GSK 5,800億円，サノフィ・パスツール 4,300億円，ファイザー 3,000億円，メルク 2,900億円，ノバルティス 2,400億円であった．日本企業はアステラス（252億円），田辺三菱（243億円），武田（182億円），第一三共（130億円）と，全部足しても世界市場のわずか5％にすぎない．GSKは2008年時点で既に30品目のワクチンを上市しており，20品目が臨床試験中だった．ワクチン事業だけで9,000人の社員（研究開発1,600人）と，国内大手企業なみの規模で世界展開していた．

　面白いことに，2005年時点でワクチン事業に参入していた企業は，メガファーマ上位10社中わずか4社（メルク，サノフィ，GSK，ワイス）にすぎなかった．ところが2012年になると10社中8社（J&J，ファイザー，ノバルティス，アボット，アストラゼネカが参画）に拡大した．それだけ魅力的なビジネスなのであろう．新規参入するには，既存のワクチン事業に強い企業を買収してしまうのが手っ取り早い．

〈ワクチン事業における企業買収〉
・2006年：　ノバルティスがカイロンを買収（7,800億円で未保有株57.8％購入，100％子会社）．
・2007年：　アストラゼネカがMedImmuneを買収（1兆5,600億円）．
・2008年：　J&JがCrucellを買収（443億円）．
・2009年：　ファイザーがワイスを買収．
・2010年：　アボットがソルベーを買収（6,600億円）．
・2011年：　アムジェンがメラノーマや頭頸部がん（第III相臨床試験）ワクチン「OncoVEX」（GM-CSF）を開発中のBioVexを買収（1,000億円）．
・2012年：　武田薬品が米国のバイオベンチャー LigoCyteを買収（47億円）．

　ワクチン事業は，① 長期間にわたる製品ライフサイクル，② 高い開発成功率，③ 高い価格設定，④ ジェネリック薬メーカーが参入しにくい新天地，…，

といったメリットがある反面，⑤ 複雑かつ高度な製造技術＆プロセス，⑥ 巨額の投資，⑦ 新技術（DDS），新製品，新市場の開拓など多くの課題を抱えている．最近の GSK の動きから面白い傾向が読み取れる．中国におけるワクチン合弁会社を子会社化する一方で，インドや日本（第一三共）では現地企業と合弁会社を設立している．いずれ中国の合弁会社ケースのように買収するのかもしれない．

売上高第 1 位はファイザーの肺炎球菌感染症ワクチン「プレベナー 13」で，2011 年の 3,600 億円が 2015 年には 5,000 億円になると予想されている．まさにワクチンのブロックバスターといえる．最近，日本でも副作用が話題になっている子宮頸部がん予防のパピローマウイルスワクチンは，メルクの「ガーダシル」が 2011 年度 1,210 億円，GSK の「サーバリックス」が 2011 年度 800 億円であった．「ガーダシル」が上市された 2006 年ごろは爆発的に売れて 2007 年度 1,500 億円を達成したが，米国でも副作用が問題になり，2010 年には 1,000 億円まで落ちこんだ．20 年後にがんになるかもしれないリスクを強調することでワクチンの有効性をアピールするマーケティング手法である．一方で，パピローマウイルスの 20% の種類に対してはワクチンが無効であることはあまり強調しようとしない．GSK の破傷風やジフテリアのワクチン「Infanrix/Pediarix」は 2011 年度 1,200 億円，メルクの水痘ワクチン「Varvax」は 2011 年度 900 億円，メルクのロタウイルスワクチン「ロタテック」は 2011 年度 700 億円の売上高があった．これらは大型製品を除くと，多くのワクチンは年間売上高が数百億円あればいい方である．それでもメガファーマが殺到している理由は，ジェネリック薬が参入しにくいからである．

がんワクチン

従来からのワクチンは，細菌・ウイルスなどの"感染予防"を目的としている．これに対して，がんワクチンは，既にがんを発症した患者を対象とした"治療"が目的である．がん特異的な抗原に対する認識能を高めて自己免疫システムを利用して攻撃する考えである．乳がん，肺がん，大腸がん，皮膚がん，腎臓がん，前立腺がんなど多岐にわたって研究が進められている．まず，我々の体の中でおこっているがん細胞と免疫細胞の戦いの基本を理解しよう．

我々の体は1秒間に約5,000万個もの細胞を作りだして新陳代謝している．紫外線，放射線，発がん物質などの外的刺激に加え，いかんともしがたいことだが，加齢によりDNAのコピー・エラー（DNAポリメラーゼの複製ミス）は頻繁に生じる．1日あたり1つの細胞で50万個程度のDNA損傷がおこっている．細胞のがん化はDNA損傷が蓄積された結果である．通常，損傷されたDNAはさまざまなメカニズムで修復される．一方，損傷が多くなった細胞は，① 細胞老化（休眠状態），② アポトーシス（プログラム死），③ がん化のいずれかの道を歩む．

健康人でも，40～50歳になれば毎日3,000～5,000個のがん細胞が作られている．ただ，この程度の数であれば体内に備わっている免疫機構で排除できる．この免疫監視システムをくぐり抜けた"たった1個のがん細胞"が細胞分裂を繰り返して増殖し始めるとがん化する．20回ほど分裂を繰り返すと直径1mm（細胞数：約100万個）に成長する．この時点では検知できない．さらに10回ほど分裂を繰り返すと直径1cm（細胞数：約10億個），さらに6～7回分裂を繰り返すと直径10cm（細胞数：約1,000億個）の野球ボールの大きさになる．

全がんの年齢別罹患率を見ると，50歳代から増加し始めて60歳辺りで急速に上がる．加齢に伴い免疫細胞を"教育"する胸腺（T細胞の発生・分化の場）は萎縮し，リンパ球をたくさん含む脾臓も萎縮してしまう．このため，高齢者ほどがん細胞が免疫監視システムをくぐり抜けるようになる．がん患者の免疫能を人為的に高め，免疫監視システムを強化してがん細胞と戦えるようにするのが図16に示した"がん免疫療法"，"がんワクチン療法"である．

がん免疫療法は細胞性免疫誘導型ワクチンと呼ばれており，① "autologous antigen"（自己抗原）を利用するものと，② "allogenic antigen"（同種抗原）を利用する2つの方法に大別される．同種抗原を利用する方法はがん患者共通の標的を狙うため対象患者が多くなるので，メガファーマのビジネスモデルとなる．

一方，自己抗原は個々の患者の細胞を扱うため作業が煩雑で，メガファーマのビジネスモデルにはなりにくい．主にベンチャー企業のビジネスである．手術で摘出された患者毎のがん組織から取りだした成分（増殖能を破壊した細

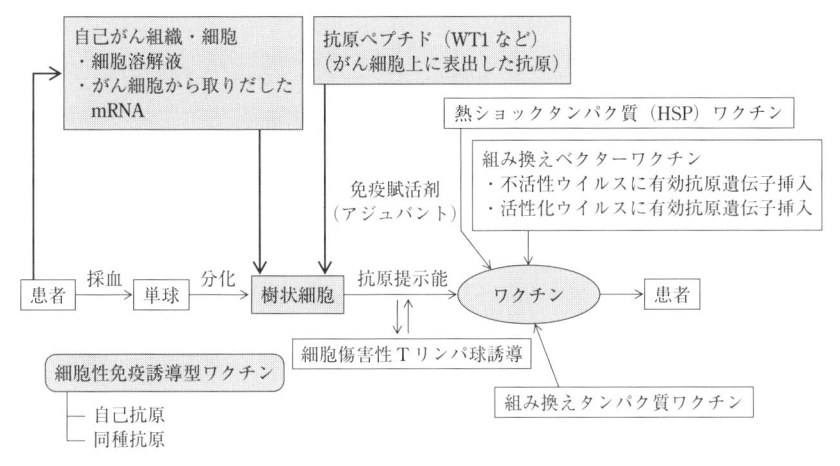

図 16 がんワクチン療法の概略

胞，細胞溶解液，mRNA など）を，同時に血液から採取した単球と混合する．樹状細胞に分化する際にがん細胞を認識・攻撃できるように"教育"してから患者の体内に戻す．樹状細胞自体はがん細胞を攻撃できないので，細胞傷害性Tリンパ球にがん細胞の存在を知らせて（抗原提示），攻撃してもらう仕組みである．

がんワクチン開発の第 I/II 相臨床試験の報告は，ゆうに 100 を超えるであろう．しかし，ほとんどの場合は規制当局が承認できるだけの有効性を示せずに失敗した．その理由として，インドールアミン 2,3-ジオキシゲナーゼ（IDO）という免疫抑制分子が過剰発現することで，がん細胞が異物と認識されて攻撃されないように守られているという説がある．樹状細胞上に過剰発現するPD-L1 および PD-L2 は T 細胞の活性化を抑制するため，がん細胞はアポトーシスから逃れているという論文もある．事実，siRNA を用いて IDO や *PD-L1*（*CD274*）/*PD-L2*（*CD273*）の機能をノックダウンすると，がん細胞の増殖が抑えられて腫瘍組織は縮小する．抗 PD-L1 モノクロナール抗体を用いた腎臓がんの臨床試験も開始された．樹状細胞を利用するワクチン開発に siRNA を用いた RNA 干渉も，ホットな領域である．余談だが，RNA 干渉技術は，がんのみならず細胞培養によるインフルエンザワクチン製造の生産性向上にも有効である．GSK とアルナイラムが共同開発しているインフルエンザワクチンも

面白い.

非小細胞肺がん（NSCLC）を例に，いくつかのケースを紹介する．がん細胞表面に過剰発現する Mucin 1（MUC-1）を標的としたワクチン「Stimuvax」は，ドイツ・メルク KGaA が NSCLC 患者を対象に大規模臨床試験を行った．日本では小野薬品が 2011 年からメルクと共同開発した．切除不能なステージ IIIA 期または IIIB 期の患者 1,500 人を対象とした大規模試験で生存率の改善が見られないとの理由で開発が断念された．NovaRx が開発中の NSCLC ワクチン「Lucanix」（第 III 相臨床試験）も有効性を示すのに苦労している．開発中止のうわさも飛び交っているが真相は不明で，いずれ NovoRx から正式発表があるだろう．GSK も NSCLC とメラノーマを対象としたがんワクチン「MAGE-A3」（第 III 相臨床試験）を行っている．2013 年 9 月，GSK はメラノーマの臨床試験で開発に失敗したと発表．今後は NSCLC の結果発表に注目が移った．2011 年にアボットとバイオマーカー探索で共同研究を開始したので，「MEGA-A3」に応答する患者集団の層別化ができるのではないかと期待されている．もし，これらがすべて失敗すると，開発中の NSCLC ワクチンはほぼ全滅することになる．これらを追いかけているのが，Transgene の「TG4010」（第 II 相臨床試験）や IDM Pharma の「IDM-2101」（第 II 相臨床試験）である．「IDM-2101」はバイオマーカーとして HLAA2 陽性の NSCLC 患者に絞って開発を進めている．がんワクチン開発でも「コンパニオン診断」が不可欠な時代に入ったことは確かである．

2008 年，ファイザーと Avant Immunotherapeutics は脳腫瘍の中でも悪性度が特に高く治療予後の悪い多形神経膠芽腫（GBM）患者を対象としたがんワクチン「Rindopepimut」（CDX-110）の開発で提携（総額 440 億円＋ロイヤリティー）した．GBM 患者の 31% は EGFR に変異がある．そのためファイザーは，キアゲンの英国子会社 DxS と，CDX-110 開発に向けて EGFRvIII 試験陽性の患者を層別化するための診断キットの共同開発で合意した（2010 年 2 月）．ところがわずか半年後の 2010 年 9 月，ファイザーはプロジェクトの優先度が低くなったという理由で，突然すべての権利を Avant に返却してしまった．第 II 相臨床試験の結果も良好で，ピーク時の売上高は 450 億円と予測されていた．その後，第 III 相臨床試験に進んだものの，進捗状況はまったくわ

からない．

ワクチン療法単独ではがん組織を十分に叩けないので，既存の抗がん剤と併用することが多い．免疫療法に過大な期待を寄せる人も多いが，中には胡散臭いビジネスをしているベンチャー企業がたくさんある．ワクチンビジネスの現状を知る意味でいくつかの海外ベンチャー企業の動向を紹介する．

① CancerVax のケース

メラノーマ（悪性黒色腫）はがんの増殖速度が速く，5年生存率はI期であれば90%だが，II期70〜80%，III期50%，IV期10%と，後期になるほど低くなる．メラノーマは一般の人が見ても外見でわかる特徴をしている．A (asymmetry：いびつな形)，B (border：輪郭が不透明)，C (color：色調が不均一)，D (diameter：直径6mm以上)，E (elevation：隆起) といった"ABCDE"が特徴である．生物学的多様性が大きく，同じ病期の患者間でも臨床症状が非常に異なる．抗原の発現が予測しにくい（免疫しにくい）こともワクチンには適さない理由かもしれない．CancerVax はメラノーマのがんワクチンを手がけて失敗したバイオベンチャーのケースである．1998年に設立し，2003年に株式公開（initial public offering：IPO）した．2004年にはセローノと共同でメラノーマワクチン「Canvaxin」の開発を行った．メラノーマで最も検討されたワクチンといわれている．公的資金34億円によりIII/IV期のメラノーマ患者を対象とした臨床試験でプラセボと比較してベネフィットなしと判断し，翌2005年に第III相臨床試験を中断した．

開発中断からわずか3か月後には，ドイツの未公開会社Micrometが逆買収（126億円）して社名をMicrometに変更し，上場企業となった．IPOを経由せずの裏口上場である．販売する製品もなく，非ホジキンリンパ腫の開発品が第II相臨床試験にあるだけの会社だったが，2012年にアムジェンがMicrometを1,160億円で買収した．ワクチン開発では失敗したものの，企業価値を高めて売却した点では成功したのかもしれない．

② AVI BioPharma のケース

1980年に設立されたベンチャー企業で，1999年には大腸がんワクチン「AVICINE」(tumor antigen hCG) が第II相臨床試験に入っていた．当時のプレスリリースによれば77人の患者中51人はhCG応答性がよく，生存率もカ

ンプトテンシンの 39 週に対して 65 週と良好な結果が得られていた．同時に膵臓がんへの適応拡大の第 II 相臨床試験でイーライ・リリーの抗がん剤「Gemzar」との併用でも有効とのことだった．2000 年には SuperGen が AVI に資本参加（20 億円＋マイルストーン 80 億円）し，「AVICINE」の製造・販売の権利を獲得した．2001 年には膵臓がんで患者の生存期間が有意に延び，2003 年に第 II 相試験が終了したので，第 III 相臨床試験に進むと発表した．

しかし，10 年以上経た今日まで，その結果は発表されていない．2012 年時点での AVI の時価総額は約 800 億円である．ホームページを見ると，大腸がんワクチンのニュースは消えており，RNA を用いた創薬だけが見つかる．米国国防総省からエボラ，マールブルグ，デングウイルスなどのバイオテロ対策として総額 290 億円のグラントを得た記事もある．しかし，国防総省はエボラ研究助成を中止したと発表している．2012 年に SareptaTherapeutics と社名変更し，デュシェンヌ型筋ジストロフィーや抗インフルエンザ治療薬（第 I 相臨床試験）を開発中と発表しているが，ワクチン開発はどうなったのであろう．

③ Oxford BioMedica のケース

1995 年の設立で，翌 1996 年には IPO したバイオベンチャーである．固形がん細胞の 85% に発現する抗原 5T4 をターゲットとした大腸がんワクチン「TroVAX」の開発を行っていた．2007 年にサノフィと共同研究を締結した（マイルストーン総額 690 億円）．同時に，第 II 相臨床試験で好結果が得られたとも発表した．発表当時は 1 株あたり 5,000 円以上した株価は 1 年で 1/10 に，2013 年現在は 250 円（時価総額 30 億円）にまで下がった．第 III 相臨床試験の結果は 6 年以上経った今でも出てこない．多くのベンチャー企業に共通した習性は，良い結果が出た時は大々的に発表し，うまくいかなくなると口をつぐんでしまうことである．

④ Vaccinogen のケース

2007 年に設立された，新しいベンチャー企業である．手術で摘出した患者（ステージ II/III）の腫瘍組織からがん細胞のみを分離してガンマ線照射で腫瘍形成能をなくしてワクチン「OncoVAX」として注射する．術後 4 週目から週 1 回・計 3 回の注射である．6 か月後に追加免疫を 1 回行う．2012 年 8 月に第 II 相臨床試験結果が医学専門誌 *The Lancet* に報告された．欧米の多施設間臨床

試験（治験患者 254 人）も最近結果が報告された．現在，既存の抗がん剤との併用試験を進めており，その結果を持って FDA 承認申請をするようである．ステージ II/III のがん患者の生存率を 50% 向上させ，ステージ II の患者の再発リスクは 61% 低下したとのことである．年間 2,000 人の患者を対象として欧米で OncoVAX センターを設立する計画も発表している．

⑤ Dendreon のケース

現在までに FDA が承認しているがんワクチン療法は，Dendreon の前立腺がんワクチン「プロベンジ」のみである．患者の自己抗原を使う方法である．このワクチン開発経緯と市販後の動向はまさに波乱万丈であった．2007 年に FDA 承認（approval）されると予想されていたが，結果は条件付きで承認される "approvable" であった．17 名からなる外部諮問委員会の意見は有効性 14：3，安全性 17：0 と，有効性が懸念されるというものであった．ところが有効性を疑問視したミシガン大学の Maha Hussain と，Sloan Cancer Center の Howard Scher の 2 名は，「プロベンジ」が承認されては困る競合企業との経済的利益相反を疑った．外部諮問委員会の他のメンバーにも承認しないよう働きかけたともいわれている．この決定に対し，FDA は全米から批判されたが，"根拠のない，憶測にすぎない……" と反論した．当然，証券取引委員会も調査に乗りだした．いずれにしてもこの判定結果は覆ることなく，Dendreon は追加の臨床試験を行うことになった．

Dendreon は 2005 年 4 月 6 日にも CNBC のテレビニュースで "FDA 承認がない" と間違った情報をテレビ放送されて，わずか 75 秒で株価が 24 ドルから 8 ドルまで急落して被害を受けた経緯がある．CNBC はすぐに謝罪したが，Dendreon のダメージは大きかった．追加試験データを提出された FDA は前回の社会的批判に懲りたのか，諮問委員会を開くこともせずに 2010 年 4 月 29 日に承認してしまった．承認申請資料によれば 3 年生存率は 38% 向上した．FDA の承認基準である "死亡リスク 22% 以上の改善" を大幅に上回った．安全性は既に確認済みなので，諮問委員会を開催する必要がなかったのかもしれない．治療コースの費用は 930 万円で，ピーク時の年商 4,300 億円以上と予測され，株価は瞬時に 10 倍近い 54 ドルまで沸騰した．

1 年後の「プロベンジ」の売り上げが予想以上に悪く，2011 年 4 月に J&J

の前立腺がん治療薬「ザイティガ」が承認されるやいなや，今度は一挙に 1/5（10 ドル）まで急降下した．まさにジェットコースターのような会社である．「ザイティガ」は前立腺がん患者で過剰発現する酵素 CYP17A1 の低分子阻害薬である．臨床試験段階であまりにも顕著な効果が出たため，臨床試験を中断させられ，治験者全員が「ザイティガ」投与に変更を余儀なくされた異例ともいえるケースであった．生存期間の延長を比べると「プロベンジ」の 4.1 か月に対して「ザイティガ」は 4.6 か月，年間薬剤費を比べると「プロベンジ」の 930 万円に対して「ザイティガ」は 600 万円である．これでは勝負にならない．2012 年度の売上高を見ると，「プロベンジ」の 240 億円に対し，「ザイティガ」は発売開始後 1 年に満たない状況でも 1,030 億円であった．2013 年 6 月，J&J はさらに前立腺がん市場を強化すべく，非上場のアラゴン・ファーマシューティカルズを 650 億円で買収すると発表した．条件が整えばさらに 350 億円を上積みする 1,000 億円の買収である．第 II 相臨床試験中の第二世代のアンドロゲン受容体阻害剤「ARN-509」を狙ったものである．ワクチン療法が低分子医薬品に勝てなかったケースである．この結果，Dendreon は 2012 年に 3 つの生産工場のうちの 1 つを売却し，社員の 4 割を大リストラした．現在の株価は 4 ドル前後で推移している．GSK の M&A のときと同じく（3-4 節参照）「夏草や……」と詠みたくなるような心境である．

6-3 がんの早期発見と 5 年生存率について

ここで，大腸がんの早期発見を例に，ビジネス面から考えてみよう．大腸がん患者は先進 7 か国だけでも 160 万人もいて，毎年 30 万人以上の新しい患者が増加している．表 7 に大腸がんが発見されるステージの年次推移を示した．1985 年代には，大半のがん患者はかなり進行したステージ 3，4 で発見された．診断技術の進歩により早期発見ができるようになりつつある．がんの進行状況を示す呼び方は国際的に異なる．米国ではリンパ節浸潤が認められない局在化した初期状態を "Duke ステージ A，B" と呼んでいる．全患者の 37% がこの段階で発見されている．この段階であれば，外科的切除後の 5 年生存率は 93% と高い．リンパ節浸潤が進行しているものの局在化した状態を "Duke ス

表7 大腸がんが発見されるステージの推移（E：予測）

	ステージ1	ステージ2	ステージ3	ステージ4
1985年	10%	10%	約15%	約65%
1995年	10%	12%	約25%	約53%
2000年	10%	30%	約40%	約20%
2006年	10%	約40%	約40%	約10%
2020年（E）	10%	約60%	約20%	約10%

テージC"と呼んでいる．全患者の37%がこの段階で発見されているが，5年生存率は63%に低下する．遠隔部に転移した状態になると，5年生存率は9%まで低下する．早期診断が求められる理由である．

　ステージ2で大腸がんを早期発見できれば，外科手術だけでも5年生存率は78%にまで飛躍的に高まる．化学療法，放射線療法，ワクチン療法などを追加で行う必要がない場合が多い．ところがステージ3，4になると，手術，放射線療法，化学療法，ワクチン療法など，あらゆる方法が試みられる．患者の苦痛に見合うだけの大幅な生存率延長が期待できないにもかかわらず，膨大な高額医療費が注ぎこまれることになる．

　ちなみに現在の大腸がんマーカーCA19-9の検出感度は，ステージ3で30%，ステージ4で74%である．かなり進行した状態になってからでないと検出できない．その他の腫瘍マーカー（大腸がん・結腸がん・直腸がん）の陽性率は，CA-125で25～30%，CA72-4で40～60%，CEAで30～70%程度である．このため，いくつもの腫瘍マーカーを組み合わせて使っているのが現状である．

　「アバスチン」や「アービタックス」といったブロックバスター抗がん剤は，ステージ4の大腸がん患者を対象としている．ステージ2でがんを早期に発見し，ステージ2，3，4のがんを叩くことができる抗体医薬が出現すれば，現在の市場に激震が走ることは確実である．将来の市場規模はステージ2で1兆3,000億円，ステージ3で1兆4,000億円と予測されている．地域別で見ると，ステージ2は中国37%，EU 28%，北米18%，…，ステージ3は中国21%，EU 30%，アジア太平洋地区19%，北米17%，南米7%，…，といわれている．

　女優のアンジェリーナ・ジョリーが乳がんリスクを避けるために乳房切除し

たことは，世界中の女性を驚かせた．さらには卵巣切除することも発表した．がん抑制遺伝子 *BRCA1* と *BRCA2* に突然変異が見つかったためである．しかし，両方の遺伝子に突然変異があっても乳がんを発症しないケースも多くあることを忘れてはならない．遺伝子診断は"確率の世界"である．*BRCA1* に変異があれば，乳がんを発症するリスクは65%，他方の乳がん発症リスクは40〜60%，子宮がん発症リスクは39%である．*BRCA2* に変異があれば，乳がん発症リスクは45%，子宮がん発症リスクは11%である．乳がんと子宮がんは併発する確率が高いことがわかる．

女性たちを怖がらせている乳がんも，早期発見さえできれば5年生存率は98%と極めて高い．ある程度腫瘍が大きくなっていても，転移せずに局在化している状態で早期発見さえできれば，5年生存率は84%とまだ高い．しかし，全身に転移してから発見されると，5年生存率は10〜20%にまで低下する．問題は，早期発見できるだけの高感度・高精度の腫瘍マーカーがないことである．アンジェリーナ・ジョリーも，ステージ1で発見できる腫瘍マーカーがあれば判断が変わったかもしれない．大腸がんをステージ2で，乳がんをステージ1で早期発見できる腫瘍マーカーの開発を進めている企業がある．実用化されれば，*BRCA1/2* で突然変異が見つかったとしても乳房切除や子宮切除をすることもなく，定期的に腫瘍マーカーをモニターする時代が来るはずである．医療費を押し上げてきた高額医薬品の使用頻度も減少できる．

しかし，依然として再発の問題は残る．再発した乳がんでは，早期発見しても生存率に影響しないとの報告があるからである．再発したがん細胞の多くは薬剤耐性を持つからである．再発を防ぐ意味でも，がん幹細胞は叩いておかなければならない．

7 一世を風靡したバイオベンチャーの栄枯盛衰

7-1 バイオベンチャーをビジネスモデルから眺める

　2000年のゲノム配列解読（ドラフト）を境に，世界中のバイオベンチャーが株式公開（IPO）ブームで沸いた．証券市場の期待も実態以上に膨らんだバブル状態だったが，わずか3か月，運が良くても1年で風船がはじけ，企業価値も1/10〜1/100に激減した．IPOでよく見られるマネーゲームの典型的パターンである．2003年にヒトゲノム情報が無料公開されると，ジーン・ロジックスやセレーラ・ジェノミクスなど，ゲノム情報で事業展開していた企業は，ビジネスモデルの変更を余儀なくされた．

　技術や情報・データベースに依存するツール・ボックスのビジネスモデルは，一般に脆弱といわれている．受託事業で着実に事業を伸ばした企業もある．医薬品候補化合物の開発や診断事業に舵を切ってビジネスで成功した企業もある．どのビジネスモデルが望ましいかは，だれにもわからない．しかし，望ましくないビジネスモデルはある程度予測できる．後述するシーケノムのように，シーケンス事業に診断事業を加えたことで収益構造を変えて危機を乗り越えた企業もある．Caprionのように企業規模は大きくないがサービス事業で着実な道を歩みだしたところもある（7-2節 c, e 参照）．図17に示したバイオベンチャーのビジネスモデルと対比しながら，いくつかのベンチャー企業を紹介する．

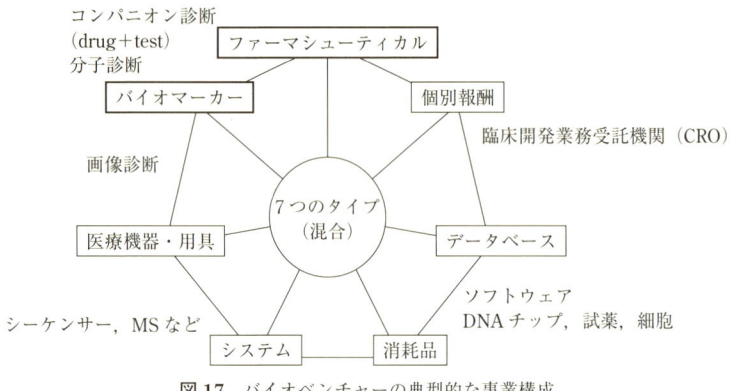

図17 バイオベンチャーの典型的な事業構成

7-2 いくつかのバイオベンチャーのケーススタディ

a. セレーラ・ジェノミクスのケース：買収されて消滅

1998年設立．1990年にヒトゲノム30億塩基対を解読するプロジェクト・ヒトゲノム計画（HGP）が，世界各国のゲノムセンターや大学が協力して進められた．これに対してパーキン・エルマーが創立したセレーラ・ジェノミクスは，ショットガン・シーケンシング法を用いて有料のゲノムデータベースを作成しようとした．新規遺伝子をいち早く見つけだして特許化しようともした．このプロジェクトを率いたのが会長のクレイグ・ベンターである．研究者が自由に利用できるデータベースを構築しようとする公共のHGPに対し，公開されたゲノム情報を使いながら商業化を進めるセレーラの動きは多くの研究者の反発を招いた．結果的にはこの競争がプロジェクトを加速した．2000年6月26日にドラフト配列解読が終了し，ビル・クリントン米国大統領とトニー・ブレア英国首相が共同で発表した．日本は多大な貢献をしたにもかかわらずこの発表に加わることができず，多くの日本人研究者は悔しい思いをした．完成版ができたのは2003年4月14日である．ヒトの全遺伝子の99%の塩基配列が99.99%の正確さで含まれている．30億塩基対には約2億2,000万個の遺伝子が含まれていることもわかった．それまではヒトの遺伝子は10万個以上だとか5万個だとか，いい加減な議論を真剣にしていたが，終止符が打たれたわ

けである．30 億塩基対配列決定の各国の貢献度は，米国 65%，英国 22%，日本 6%，フランス・ドイツ各 2%，中国 1% であった．日本は 21 番染色体と 22 番染色体を分担した．

　ヒトゲノムプロジェクトが開始される前までは，日本はゲノム解読で世界の最先端にいた．何が日本の圧倒的優位性を崩したのであろう．HGP 開始よりも前の 1981 年に理化学研究所ゲノム科学総合研究センター所長の和田昭允が中心となって，ロボットによる DNA 自動解析装置の開発を目指す和田プロジェクトが始動した．1988 年には日立製作所より世界最初の蛍光式 DNA シーケンサーが発表され，1990 年にはキャピラリー・シーケンサーが発表された．日本は世界のゲノム研究で欧米のはるか先を歩んでいた．和田は 1987 年にヒトゲノム解読費用のコスト試算を *Nature* に発表した．これが米国を刺激したともいわれている．1989 年にブッシュ大統領が「国際ヒトゲノム計画」を発表した時，皮肉にも和田プロジェクトは終了して，日本のゲノム研究は後退することになった．

　和田プロジェクトへの研究費をめぐって，他の研究者からの批判や嫉妬，学会内部の浅はかな確執があったといわれている．研究を支える官僚の理解のなさも原因だった．衆議院文部科学委員会で，東京大学特別栄誉教授の小柴昌俊による素粒子ニュートリノプロジェクトが成功し（2002 年にノーベル物理学賞受賞），和田プロジェクトが失敗した原因が分析された．和田は，「私のプロジェクトが結果的につぶされたのは，官僚が物事の重要性を理解できなかったという一点に尽きる．日本人には独創性がないといわれるが，独創性がないのではなくて，予算一つとっても独創性の芽が摘まれてしまう仕組みに問題がある」と述べている．ゲノム研究で先行していた日本が負けた教訓として重く受け止めなければならない．岸宣仁著『ゲノム敗北―知財立国日本が危ない！』（ダイヤモンド社，2004）や榊佳之著『ヒトゲノム―解読から応用・人間理解へ』（岩波新書，2001）を一読されることをすすめる．

　セレーラの話に戻ろう．2002 年にクレイグ・ベンターは経営方針をめぐって経営陣と対立して解任された．同時にインフォマティクス部門の責任者であったジーン・マイヤースはカリフォルニア大学の教授として，プロテオーム部門の責任者スコット・パターソンはベンチャー企業を創設，ライアン・テレン

スは GSK へと，セレーラを次々に去った．この組織改革でセレーラはゲノム情報をベースとした新薬創りに大きく舵を切った．2005 年に有償のヒトゲノム情報サービスは打ち切られ，公的な GenBank にデータベースを寄託して無償で公開された．ベンターがいってきた「世界で最も貴重なヒトゲノム情報を押さえれば，バイオインフォマティクスで潤沢な利益を確保できる．バイオのマイクロソフトになれる」というビジネスモデルが崩壊したわけである．

　その後のセレーラは創薬事業もうまくいかず迷走し続けた．2007 年に親会社の Applera は，セレーラを分離独立させると発表した．決算報告書を見ると，社員 275 名のうち 200 名が診断薬事業に振り向けられた．創薬事業から完全に撤退したわけである．2008 年にアボットと共同で分子診断事業に入って IPO した時の時価総額は 1,200 億円であった．しかし，以前の勢いはまったく消えていた．分子診断事業に入るには遅すぎ，無為に費やした 10 年間のダメージは大きかったようである．ただ，IPO で手にした巨額の資金約 500 億円を抱えているだけの企業であった．図 18 に当時の Applera の組織図と事業内容を簡単な絵にした．

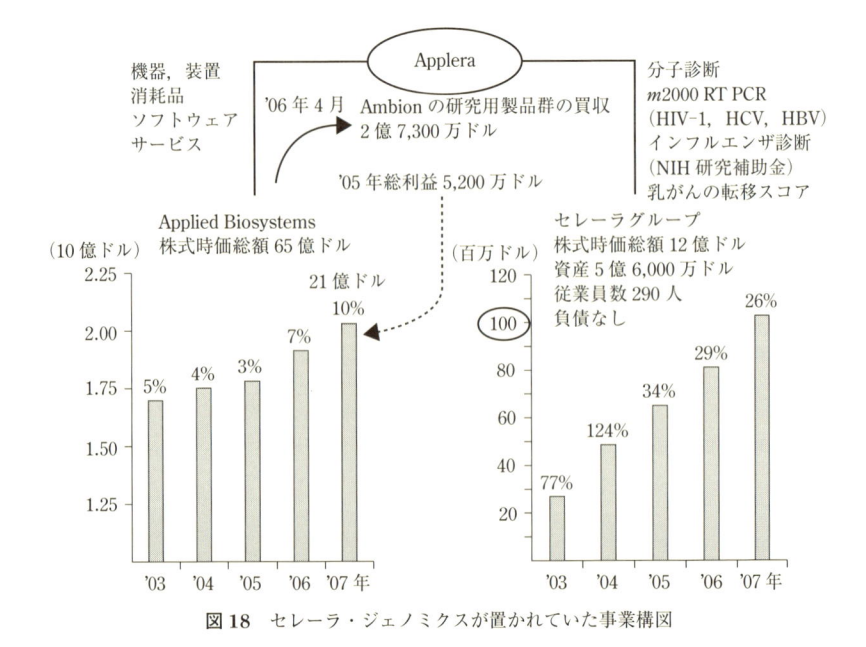

図 18　セレーラ・ジェノミクスが置かれていた事業構図

2011年5月，Quest Diagnosticsに買収されて12年間の幕を閉じた．現在は遺伝子シーケンス事業部門の一つとして，乳がん，肺がん，肝線維症，囊胞性線維症（CF），遺伝性の精神発達障害である脆弱X症候群（fragile X syndrome）などの検査を受託サービスしている．セレーラの場合はビジネスモデルが定まらずに無駄な時間ばかり費やしてチャンスを逃したケースであろう．ゲノム時代の風雲児は，我々にさまざまな教訓を与えてくれる．

b. ミリアド・ジェネティクスのケース：医薬品開発と診断ビジネスの分離

1991年設立．チバ・ガイギー，バイエル，イーライ・リリーと戦略的提携したことで1995年に事業実績なしでIPOして49億円の資金を調達できた．ミリアドの歴史は乳がんと子宮がんの遺伝子診断の歴史ともいえる．1991年に17番染色体上の乳がん遺伝子 *BRCA1* が見つけられた．1994年に *BRCA1* の遺伝子配列解析を行い，米国国立衛生研究所（NIH）と共同で *BRCA1* の特許出願（1997年特許成立），1995年に *BRCA2* の特許出願をした．これらの特許をベースに1996年に乳がん，子宮がんの遺伝子検査（*BRCA*Analysis）事業を開始した．IPOで大金を手にしたベンチャー企業の常として，ミリアドも事業拡大に手を染めた．

1999年には創薬事業を手がけるためにスピンオフ会社ミリアド・ファーマシューティカルズを設立し，導入品を中心に，アルツハイマー病，がんなどの開発を手がけた．2001年には前立腺がん（第II/III相臨床試験），2003年には膀胱がんと脳腫瘍の薬剤が第I相臨床試験に加わった．最も注力したのがアルツハイマー病治療薬を狙った「Flurizan」である．「Flurizan」はβアミロイドの蓄積を阻害する薬剤である．2002年第I相，2003年第II相，2005年第III相臨床試験と開発は順調に進んでいるように見えた．シカゴの学会でミリアド・ファーマシューティカルズの社長をしていたGSK時代の友人とたまたま会った時，飛ぶ鳥を落とす勢いを持っていたのを思いだす．ところが2008年，アルツハイマー病患者1,684人を対象とした最大規模の臨床試験で認知能改善効果を示せずに失敗した．欧州で共同開発を進めていたルンドベックはただちにライセンス料100億円を減損会計処理した．翌2009年には約190億円の資金をつけてミリアド・ファーマシューティカルズをIPOさせて完全に独立さ

せた．2010 年に Myrexis と社名変更したが，その後も医薬品開発は順調に進まず，2012 年 2 月にすべての開発業務を停止した．2012 年末には会社清算に向けて動きだし，2013 年 1 月に役員全員が退任した．

創薬事業を切り離す前のミリアド・ジェネティクスの遺伝子検査事業の売上高推移を見ると，2002 年 27 億円，2003 年 30 億円，2004 年 57 億円，2005 年 82 億円，…，と着実に伸びてはいるが，急拡大しているとはいえない．ところが創薬部門を完全に切り離してからは，2009 年 326 億円，2010 年 362 億円，2011 年 402 億円と急速に伸びた．"金食い虫"をなくしたことで，収益面でも 2009 年 127 億円，2010 年 135 億円，2011 年 158 億円と一挙に改善された．2012 年の時価総額は 2,200 億円で，成功したベンチャー企業の手本といわれた．遺伝子診断事業を牽引したのは *BRCA1/2* に加えて，COLARIS（2000 年，大腸がん・子宮頸部がん），COLARIS AP（2002 年，大腸腺腫様ポリープ），MELARIS（2002 年，メラノーマ），PREZEON（2008 年，腫瘍抑制遺伝子 *PTEN*），PANEXIA（2010 年，膵臓がん）などである．2007 年には抗がん剤「5-FU」の投与前毒性予測検査なども開始した．

ミリアド・ジェネティクスを本項で取り上げたのは，単にそのビジネスを紹介するのが目的でなく，その基盤ともいえる *BRCA1/2* 特許が合衆国最高裁判所で無効判定されたからである．人類が持っている遺伝子の塩基配列を決めて病気を予測することに特許性があるかどうか法廷で争われ，裁判結果を世界中が固唾をのんで見守っていた．ニューヨーク地方裁判所は 2010 年 5 月 29 日，ミリアドの特許を無効とする判決を出した．これを不服としたミリアドは連邦巡回控訴裁判所に控訴した．2011 年 7 月 29 日，ミリアドの特許を認める逆転判決が出た．最高裁判決に関心が向くのは当然であろう．2013 年 3 月のメディアではいろいろな意見が飛び交った．*USA Today* は，多くの裁判官は自然界にあるヒト遺伝子の特許に懐疑的であるとの記事を載せていた．*New York Times* やロイターなどは厳格な判定を下すのではなく，狭い範囲で妥協点を見出すのではないかと見ていた．特許が認められるのではないかという意見もあれば，2014 年の特許切れまで結論を引き延ばすのではないかという意見もあった．結局，2013 年 6 月 13 日に最高裁が特許無効と判断したことで，この議論に終止符が打たれた．それでは，ペニシリンなど天然物由来の抗生物質はど

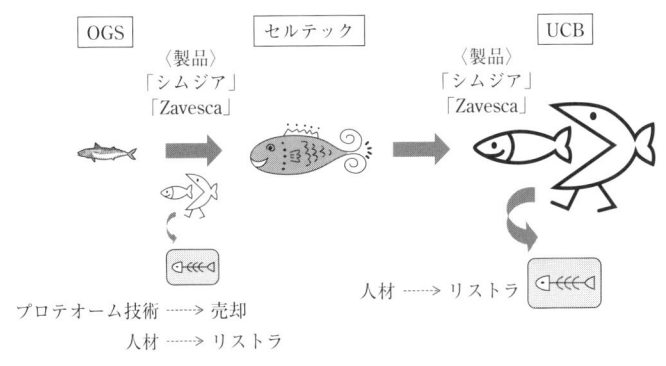

図 19 オックスフォード・グリコサイエンス（OGS）から始まった相次ぐ M&A
食物連鎖のような M&A により，企業規模が拡大していった．

現れなかった．この結果，米国シアトルの研究所（90 名）の閉鎖が決定された．これによって世界最先端のプロテオーム技術の幕が閉じた．ベンチャー企業は技術的優位性を一所懸命宣伝するが，ビジネスとして成立するとは限らない．製薬企業がほしいのは"technology"ではなく"product"のみなのである．

UCB がセルテックを買収した狙いは「シムジア」であった．臨床試験が成功して 2008 年にクローン病，2009 年に関節リウマチの適応症で承認を受けた．上市後の「シムジア」の売上高推移を見ると，2008 年 15 億円，2009 年 110 億円，2010 年 160 億円，2011 年 470 億円，2012 年 940 億円と急速に拡大している．ピーク時予測売上高 2,200 億円に近付くのも時間の問題で，2,700 億円を投じたセルテック買収も十分に元をとれた．一方の「Zavesca」は OGS と共同開発していた Actelion がニーマン・ピック病 C 型の神経症状の治療薬として 2009 年に承認を受けた．また，ゴーシュ病 I 型で酵素補充療法が有効でない場合に症状の進行を遅らせる治療薬としても承認された．売上高の推移は 2009 年 50 億円，2010 年 67 億円，2011 年 72 億円と大型製品にはならなかった．Actelion は UCB に「Zavesca」のライセンス料を支払っている．

e. その他のバイオベンチャー

2000 年のヒトゲノム塩基配列の解読（ドラフト）は世界中でバイオベンチ

ャーのブームを巻き起こした．しかし，多くの場合は成長戦略もないままムードのみで膨れただけに，いつしか消えていった．今では話題にもならなくなった企業のいくつかを紹介する．

ジーン・ロジックスは，1994 年に設立されて 1997 年に IPO した．2000 年のゲノムブームの波に乗って約 250 億円もの資金を公募で調達した．ゲノム情報が公開されたあとはさまざまな事業を試みたが，すべてうまくいかなかった．2007 年にインドのバイオインフォマティクス会社にわずか 10 億円で買収された．資金調達した巨額のお金がどう使われたのだろう．CRO に買収されたセレーラ・ジェノミクス同様，分析部門の一つにすぎなくなってしまった．ゲノム情報やデータベースは公開されてしまえば価値がなく，脆弱性を伴うビジネスモデルである．

2000 年にアフィメトリクスをスピンアウトしたパールジェンは，ゲノム解析で多くの企業と提携して IPO 直前まで行った．ファイザーが IPO に向けて 50 億円近い資本参加をした直後，突然理由なく消えてしまった．何がおこったのか今もって不明である．

クラジーンは，1991 年に設立され，1998 年の IPO で約 55 億円の資金調達をした．2000 年 1〜3 月に株価のピークを迎えるが，わずか 1 か月で 1/10 に暴落した．抗がん剤のモノクロナール抗体など 11 品目のパイプラインをアムジェンやシアトル・ジェネティクスと共同開発していたのが幸いして，2009 年に Celldex によって 95 億円で買収された．持参金が 55 億円もあったので，実質的には 40 億円の買収であった．

プロテオーム技術で OGS と同様に世界をリードしていた Caprion は，面白い経緯を辿った．2004 年アボット，2005 年ワイス，ベーリンガー・インゲルハイム，アストラゼネカ，2006 年 ImClone, ICOS, Vertex と，次々とバイオマーカー探索で共同研究を広げていた．年間売上高も 30 億円を超え，研究成果に伴うマイルストーン総額も 100 億円以上となったことで，2006 年 5 月に IPO 申請した．ところがわずか 1 か月後の 6 月には申請を取り下げてしまった．翌年 2007 年 1 月に上場企業 Ecopia Bio との合併（新会社名 Thallion Pharmaceuticals）を発表した．プロテオーム技術を売却して新薬開発に舵を切るためである．Thallion は同年 6 月にバイオ投資グループ Great Point に Caprion Proteomics の 80% の株を売却してした．"product"だけをとり，"technology"は売却するという典型的なパターンである．その後，Thallion が開発を進めた抗がん剤「TLN-4601」は，第 II 相臨床試験で有効性を示せずに中止，企業価値も合併当時の 60 億円から 6 億円にまで下がってしまった．現在もかろうじて存続している状態である．一方，売却されて放りだされた形になった Caprion Proteomics は，CRO 大手のコバンスと提携してサービス事業で生き残りをかけた．2011 年には売上高 12 億円のバイオマーカー探索サービス会社として黒字経営に転じた．ビジネスモデルの選択が明暗を分けた例である．

8 最後に：故きを温ねて新しきを知る

　世界中の製薬企業はあまりにも多くの課題を抱えて大胆な将来戦略を打ちだせないでいる．主な項目を羅列してみよう．

- 主力商品の特許切れ→ジェネリック薬参入→経営基盤の弱体化
- 新製品不足→研究開発効率の低下
- 世界的な薬価抑制
- 医薬品市場の発展途上国へのシフト→低価格製品の導入
- 病気のセグメント化→個別化医療→コンパニオン診断
- オーファンドラッグ（稀少病薬）の台頭
- 抗体医薬がビジネスの牽引者
- ワクチン
- 事業の多様化

　これだけでも，いかに混迷した状況にあるかがわかる．本質的な解決策ではないが，M&Aで企業規模を大きくすることも必要だろう．経営環境が悪くなれば工場・研究所を閉鎖し，リストラすることもあるだろう．上昇し続ける研究開発費が新薬を生みださないことに対するいらだちもあるだろう．ベンチャー企業とメガファーマの関係には，狐と狸の化かし合いのような側面もあっただろう．先端技術・研究開発効率の向上という言葉に踊らされて幾多の失敗をしてきただけに，経営陣が不信感を持つのも当然である．新薬は出ないし，特許切れで経営は苦しくなり，世界各国で進められている薬価抑制の圧力は強まる一方で，まさに四面楚歌の状況にある．将来展望が不透明だからこそリスク回避のための事業多様化に注力してきた．最近，やっと製薬企業の原点ともいえる"薬創り"に回帰する動きが出てきた．

我々の身近にある薬の多くは,「偶然性」(serendipity) に依存して生みだされてきた. 実際は偶然見つかったものでも, 論文が出る時は論理的に見出されたかのように強調する. *World J Clin Oncol*, 3(1):1-6 (2012) に記載された論文 "Serendipity in anticancer drug discovery" によれば,「上市されている薬 1,437 品目 (FDA 承認の低分子化合物) のうち 84 品目 (5.8%) は"偶然"見つかったもので, さらに 263 品目 (18.3%) は偶然に見つかった化合物をベースに作られた. 偶然見つけられた 84 化合物のうち 31 個 (2.2%) は研究過程で, 53 個 (3.7%) は臨床現場で発見された. 抗がん剤だけを見ると, 市販薬 88 品目のうち 31 品目 (35.2%:オリジナル 13 個, 誘導体 18 個) が偶然性に依存していた」という.

この論文で引用されている DrugBank という公開されているデータベースには, 6,729 品目の医薬品 (FDA 承認の低分子医薬 1,465 品目を含む) が構造式, 薬理・生理作用, パスウェイなどと併せて記載されている. FDA が承認したバイオ医薬品 132 品目, 栄養補助食品 86 品目, 臨床試験中の薬剤 5,076 品目も入っている. 多くの研究者が日常的にタンパク質ホモロジーサーチしている non-redundant protein sequence database (4,254 個の創薬標的分子・酵素・トランスポーター・キャリアー) も記載されている. バイオインフォマティクスやケモインフォマティクス研究の重要なデータベースである.

製薬企業が大金を注ぎこんで臨床試験で開発に失敗した化合物の多くは, 当初想定した疾患で有効性が確認できなかったものの, 安全性や製剤上の課題がほとんど解決済みである. そのような化合物を利用して, 稀少病など新しい適応症に応用する試みが始まった. NIH が進めている NCATS (National Center for Advancing Translational Sciences) というプロジェクトである.「温故知新」創薬の始まりである. "drug repositioning", "drug repurposing" とも呼ばれている. 安全性は確認済みなので, どのような疾患に応用すればよいか, 全米の英知を結集しようというものである. 多くの研究者が参画すれば「偶然性」の確率は高まる. この構想に世界中のメガファーマが参画した. AbbVie (旧アボットから分離), アストラゼネカ, ブリストル・マイヤーズ・スクイブ (BMS), イーライ・リリー, グラクソ・スミスクライン (GSK), ヤンセン, ファイザー, サノフィなどである. NCATS には約 500 億円の予算がつけられ, 2013 年

は約20億円のプロジェクト支援が行われる．類似のプロジェクトは欧州にもあり，PONTE（European Project Standing for Efficient Patient Recruitment for Innovative Clinical Trials of Existing Drugs）と呼ばれている．大学関連の情報共有を進めることで臨床試験を促進させるものである．

　製薬企業は保守的で，他社とデータを共有するなどという考えには躊躇していた．できれば自社単独で……という時代遅れな発想に固執する傾向があった．日本企業は今でも独自性に固執してサイロの中に閉じこもりたがる．だからこそ，このようなグローバルな動きから取り残されてしまう．しかし，日本企業よりもはるかに巨大なメガファーマでさえ，新薬不足を補うためにはあらゆる手法を考えなければならなくなった．臨床開発で失敗したが安全性が確認されている化合物は膨大である．上市されている薬の数よりもはるかに多い．倉庫の片隅にあった化合物を持ちだして磨き直せば価値を生みだせる．ロッシュの研究陣が，後期臨床試験で失敗したプロジェクト178個を解析したデータを *Chemistry & Biology*, 11：161-171（2004）に報告している．有効性を示せなかったケースは，第II相臨床試験で127個中の52％，第III相臨床試験では51個中の73％もあった．いずれも安全性や製剤技術など再開発に必要な要因を満たしているものは90％近くもあった．第II相以降でドロップした化合物の7割近くが再利用できる計算である．まさに宝の持ち腐れといえる．2010年6月28日の *Financial Times* によれば，第III相試験でドロップした化合物は，2004〜2006年と2007〜2009年を比較すると倍増している．1つの新薬を作るのに1,000億円以上の費用がかかるのだから，最後の段階で失敗することは，企業にとって大きな経営損失である．「温故知新」創薬による再利用は，理にかなっているのだ．

　競合するメガファーマ同士が情報を共有する"pre-competitive collaboration"という動きも出てきた．情報を解析して原因がわかるまでは"競争前で手を握り"，自社に勝算があると判断すれば"競争"に入る考えである．ファイザー，アストラゼネカ，ロッシュなど10社以上が集まってアルツハイマー病治療薬の臨床試験で失敗した原因を探る動きがある．4,000人以上の患者を対象としたいくつものプロトコールなどを標準化して共有しようという考えである．"pre-competitive collaboration"は電器産業ではよく見られるが，保守

的な製薬企業では初めての試みである．当然，臨床データの解析には大学，規制当局（FDA, EMEA）も参加している．日本企業が相手にされないのか，入ろうとしないのかわからないが，世界の環境は激変している．最近，アストラゼネカとロッシュが探索研究段階で情報の共有化を進めるというニュースがあった．本来であれば研究テーマの心臓部分を共有化することなど考えられなかった．そこまでメガファーマは追いこまれているということである．

　ゲノム関連では次世代シーケンサーの技術評価・データベースのためのNPO法人 Pistoia Alliance（ファイザー，アストラゼネカ，ノバルティスなど），アジア地区のがん研究 Asia Cancer Reasearch Group（ファイザー，メルク，イーライ・リリー），エピジェネティクスにおける構造ゲノムコンソーシアム（ファイザー，GSK および米国・カナダの研究者）といった具合にメガファーマの協調関係が促進している．

　M&A に伴い多くの研究所を閉鎖してきたメガファーマは，アカデミアとの提携をますます加速している．ファイザーのケースを少し詳しく見てみよう．2010 年，ファイザーが開発してきた 500 種類以上の既存化合物についてワシントン大学と共同で新規適応症を探索すると発表した．大学の研究者はこれらの化合物の広範な情報にアクセスできるようになる．まさに「温故知新」創薬そのものである．2011 年には，ハーバード大学などボストン地区の研究機関に対して，5 年間で総額約 100 億円の投資をした．小規模臨床試験で結果が出た場合は，ファイザーがそれを引き継いで大規模試験を行うかどうか判断し，ファイザーが行わないとなれば大学に戻すので，他の製薬会社とパートナーシップを組むなりベンチャーキャピタルと一緒に進めてもいいという内容である．その場合，ファイザーはほんのわずかのロイヤリティーだけもらえばいいとのことである．アストラゼネカも 2010 年にアカデミアに対して 5 万種類以上の化合物ライブラリーを提供した．新しい発見などで論文・学会発表する際には，前もって知らせるという条件がついているだけである．アストラゼネカはNPOであるマラリア・ベンチャーズに対しても 50 万種類近い化合物を提供することを発表している．2011 年には GSK，アストラゼネカ，サノフィが合同でマンチェスター大学と炎症性疾患（COPD，リウマチ，喘息など）で共同研究すると発表した．各社が約 7.5 億円を負担する契約である．

サリドマイド，コルヒチンなどのところでも紹介したように，古くから知られている薬でも新しい適応症を見つけることで大きなビジネスチャンスが作られた例は枚挙にいとまがないほどである（4-1節参照）．NCATS は遺伝性の稀少病であるニーマン・ピック病 C 型に対してシクロデキストリンを使うプロジェクトも開始した．シクロデキストリンはブドウ糖が環状に結合した円筒形の化合物で，食品や医薬品などで幅広く使われている．これを稀少病の治療薬に使おうというものである．患者のために尽くそうという姿勢が表れている．

　製薬産業を取り巻く環境は日々激変しており，弱肉強食の時代を生き残ってきたメガファーマにとっても将来展望が描けないのが現状である．一方で，M&A に伴って優先度の低いプロジェクトはお蔵入りしてしまった．M&A を経験したほとんどのメガファーマは，数百という化合物を蔵にしまいこんでいる．新薬不足に悩んでいるだけに，それを再利用しない手はない．その共通の課題を解決するためであれば競争相手とも手を組み，大学との共同研究などで叡智を結集する．古くからある薬や開発を断念した化合物でも再復活できるという「故きを温ねて新しきを知る」流れが定着してきたといえる．製薬企業が"病気に苦しむ患者"に薬を提供するという本来の姿に変わりつつあるのかもしれない．

補章 本著で登場するメガファーマの誕生の歴史

1 近代的医薬品産業の芽生え

　近代的医薬品産業の礎は，中世の錬金術にまで遡る．酸（硝酸，硫酸，塩酸）と塩基（水酸化ナトリウム，水酸化カリウム，炭酸ナトリウム，炭酸カリウムなど）の大発見をしたことが，産業革命以降の化学産業や医薬品産業の礎となった．18世紀にはスウェーデンの化学者・薬学者であるカール・ヴィルヘルム・シェーレが酒石酸（ブドウから），リンゴ酸（リンゴから），クエン酸（レモンから），シュウ酸（カタバミから），没食子酸（没食子から），乳酸（腐った牛乳から），尿酸（膀胱結石から）を次々と単離・結晶化した．オリーブオイルの加水分解物から，"ワインの涙"といわれる甘味成分のグリセリンも発見した．バリウム，マンガン，モリブデン，タングステン，硫化水素，塩素，フッ化水素，ヒ酸なども，彼が発見した物質である．酸素も世界で最初に発見したが，論文発表が遅れたため，酸素の発見者はジョゼフ・プリーストリーになった．ドイツの化学産業よりも100年近く前にアンモニアの合成も行った．恐ろしいほど多くの大発見をした．彼は化学者の常として（?）何でも舐める癖があったようで，わずか44歳という若さで死亡した．毒にあたったのではないかと推察されている．

　19世紀に入ると，薬用の草根木皮から有効成分を抽出，単離する研究が世界中で行われるようになった．単離された化合物の薬効や毒性を調べ，より優れた物質に化学変換するという近代薬学と天然物化学の誕生である．動植物・鉱物をそのまま使って細断，粉末化，乾燥，煎じる，練る，という数千年にわたって続けられてきた薬創りに，新しい手法が加わった．最初の例が1805年のドイツの薬剤師ゼルチュルナーによる，アヘンの鎮痛作用成分の本体である

モルヒネの単離・結晶化という金字塔である．その化学構造式が提唱されたのは，120 年後の 1925 年である．ケシの実からとれる生アヘンには約 10% のモルヒネが含まれている．モルヒネはがんの疼痛治療薬として不可欠で，人類はいまだモルヒネ以上の鎮痛剤を合成できていない．ゼルチュルナーの発表よりも前の 1803 年にアヘン成分ノスカピンが単離されていたが，鎮痛作用はなかった．現在，ノスカピンは鎮咳薬「ナルコチン」として使われている．アヘン中のモルヒネ含量は約 10%，ノスカピン約 5%，コデインとパパベリンはいずれも 1〜2% である．

その後も植物からの活性成分の単離は続出した．近代的医薬品産業は薬用植物からの活性成分の単離から始まったといってもよい．その一部を下記の年代表を見てもわかるように，1800 年代は天然物化学のゴールドラッシュだった．

〈植物からの活性成分の単離〉
1805 年　モルヒネ　　　　（ケシ）
1816 年　エメチン　　　　（トコン）
1817 年　キサンチン　　　（尿路結石, 茶葉）
1818 年　ストリキニーネ　（マチン）
1820 年　キニーネ　　　　（キナ）
　　　　　カフェイン　　　（コーヒー豆）
1821 年　カフェイン　　　（コーヒーノキ）
1827 年　コニイン　　　　（ドクニンジン）
1828 年　ニコチン　　　　（タバコ）
1833 年　コルヒチン　　　（イヌサフラン）
　　　　　アトロピン　　　（ベラドンナ, ハシリドコロ, ヒヨス, チョウセンアサガオ）
1848 年　パパベリン　　　（カフェイン）
1851 年　スパルテイン　　（エニシダ）
1852 年　レセルピン　　　（インドジャボク）
1860 年　コカイン　　　　（コカノキ）
1864 年　フィゾスチグミン（カラバルマメ）
1869 年　ジギトキシン　　（ジギタリス）
1873 年　ピロカルピン　　（ヤボランジ）
1885 年　エフェドリン　　（マオウ）
1888 年　テオフィリン　　（茶葉）

1 近代的医薬品産業の芽生え　157

　中でも解熱消炎鎮痛剤「アスピリン」は，1899年の発売から120年以上たった現在も使われ，ギネスブックに載ったほどのロングベストセラー製品である．この発見の歴史を簡単に紹介する．古代ギリシャ時代から，葉の裏の白いヤナギ，セイヨウシロヤナギの樹皮の抽出エキスは鎮痛作用があると知られていた．リウマチ，歯痛，分娩痛，痛風などあらゆる病気の痛み止めとして煎じ薬が服用されていた．非常に苦く胃腸障害もあるのを耐えての服用であった．日本でも昔から「ヤナギの楊枝を使えば歯がうずかない」といわれていた．1763年，この抽出エキスに，鎮痛作用に加えて解熱作用があることが見つかった．

　1827年にセイヨウナツユキソウの葉からサリチル酸の配糖体であるサリシンが単離された．高純度に濃縮されたサリシンはとても苦くて服用できるものではなかった．サリシンを分解して得られるサリチル酸に抗リウマチ作用があることがわかったのは1838年である．そこでサリチル酸を基本骨格としたサリシンの代替品探しが始まった．バイエルの29歳の化学者，フェリックス・ホフマンは，慢性リウマチに苦しむ父親のためにも苦みや副作用の少ない鎮痛剤を開発しようとした．1899年に人類初の経口鎮痛剤「アスピリン」がバイエルから発売された．

　初夏に赤，白，ピンク，濃いピンク，白に赤斑の入った花が咲くキョウチクトウ科のニチニチソウも，古くから世界各国で民間療法に用いられてきた．公園や庭先でよく園芸栽培されている．キョウチクトウ科に属する植物と聞けば，成分はわからなくてもすぐに「猛毒」をイメージする．高速道路でよく見られる濃いピンクの花は，ドライバーの目を楽しませてくれる．しかし，見た目の美しさとは裏腹に，アレキサンダー大王やナポレオンの軍隊，太平洋戦争で南方にいた日本軍など多くの兵士を殺した殺人植物である．おそらくは野外で食事する時に小枝や茎を使ってしまったのであろう．花も，葉も，枝も，茎もすべて青酸カリよりも猛毒な物質を含んでいる．煙でさえ猛毒なので，薪にも使えない．強力な生理活性がある成分をたくさん含んでいるため，薬創りをする人々にとっても，キョウチクトウ科の植物群は宝庫である．精神安定剤，血圧降下剤として使われているレセルピンが単離されたインドジャボクも，キョウチクトウ科である．

ニチニチソウには，世界中でサプリメントとして使われている脳機能改善作用のあるビンポセチンが含まれる．細胞分裂阻害作用（チューブリン脱重合による）もあるビンブラスチンやビンクリスチンは悪性リンパ腫（ホジキンリンパ腫），カポジ肉腫，神経芽腫，乳がんなどの抗がん剤として広く用いられている．

「タキソール」は，乳がん，非小細胞肺がん，卵巣がんなどの幅広いがん治療薬として世界中で使われている．山地に自生する常緑高木イチイ（一位）の樹木から抽出，化学修飾して合成される．"一位"の名のいわれは，仁徳天皇がこの木に"正一位"を授けたことだといわれている．聖徳太子や神主が手にしている薄い板（笏）もこの木から作られる．紀元前のローマ時代のジュリアス・シーザー著『ガリア戦記』では，毒薬として記録されている．この毒薬を我々は抗がん剤「タキソール」，「タキソテール」として利用している．1966年に米国国立がん研究所（NCI）がイチイの樹皮の抽出物に抗腫瘍効果があることを見出した．1971年にその活性成分である「タキソール」の構造が決定された．樹皮に含まれる含有量はわずか0.02%しかなく，すべてのがん患者に供給しようとすると，全世界のイチイは丸裸になって絶滅してしまう．幸い，イチイの葉にも同じ成分が0.1%含まれていることがわかった．葉であれば木を傷めずに大量生産できるようになったわけである．現在市販されている「タキソール」の製造法は，葉からの抽出物を用いて半合成する方法が採用されている．

中国原産のミズキ科キジュ（喜樹）にはカンプトテシンという，抗がん作用のあるアルカロイドが含まれている．毒性が強すぎたため，それ自体は商品化されなかったが，誘導体であるイリノテカンは肺がんや転移性大腸がんなどに使われている．海外では大腸がんの第一選択薬である．華岡青洲が乳がん治療の麻酔薬として用いたチョウセンアサガオ（マンダラゲ）は，白血病や悪性リンパ腫の治療薬「エトポシド」の原料を含んでいる．DNAの複製を助ける酵素トポイソメラーゼを阻害することでがん細胞が分裂・増殖するのを抑制する．

このように，薬用植物を探索して多くの薬が作られてきた歴史はわずか150年前からである．今もって人間の手で経済的に合成できない化合物は植物に依

存しているのが現状である．この過程で，バイエル，ロッシュ，ファイザーなど多くのメガファーマが生まれた．

2 染料から始まった細胞・組織染色技術，そして合成医薬品へ

　19世紀は，薬用植物から活性成分を取りだして多くの医薬品が作られたゴールドラッシュの時代であった．一方で，染料化学を中心に感染症の領域でも多くの金字塔が建てられた時代でもあった．モートン・マイヤーズ著『セレンディピティと近代医学―独創，偶然，発見の100年』（中央公論新社，2010）は，この歴史的背景をよくまとめている．たとえば，しがない町医者にすぎなかったロベルト・コッホは，誕生日に妻からプレゼントされた顕微鏡をきっかけに，33歳の1876年に炭疽菌を発見したのを皮切りとして，コッホ感染研究所でのジフテリア，腸チフス，肺炎，淋病，髄膜炎，ハンセン病，ペスト，破傷風，梅毒，百日咳，レンサ球菌，ブドウ球菌，…，と，次々と病原微生物を単離・同定していった．また，当時はフランスのルイ・パスツール，ドイツのコッホという「微生物狩り」の大御所が競い合っていた．これらの生命科学は，産業革命における染料化学，後で述べるが，織物業者が発明した顕微鏡といった，一見，まったく異なる領域での発明・発見がもたらしたものである．その背景を図20にまとめた．

　コッホの結核菌研究の経緯は，示唆に富むものがある．結核患者の病巣から分離した菌を培養する際，結核菌は他の菌と違ってコロニー形成が非常に遅いことが難題であった．現在の培養法でも10日以上かかる．それでも根気強く菌を分離した．その菌をモルモットに接種して結核病巣が形成されることを確認し，その病巣から取りだした菌が元の患者から単離した菌と同じであることを証明した．結核研究における実験動物で最適なモルモットを選択したのは，幸運・偶然としかいいようがない．コッホの競争相手でもあったパスツールは，「幸運は，準備している者の手にしかもたらされない」といっているが，言い得て妙である．

　この顕微鏡を発明したのが17世紀のオランダのアントニ・ファン・レーウェンフックである．薬学・医学のことをまったく知らないこの織物商が，のち

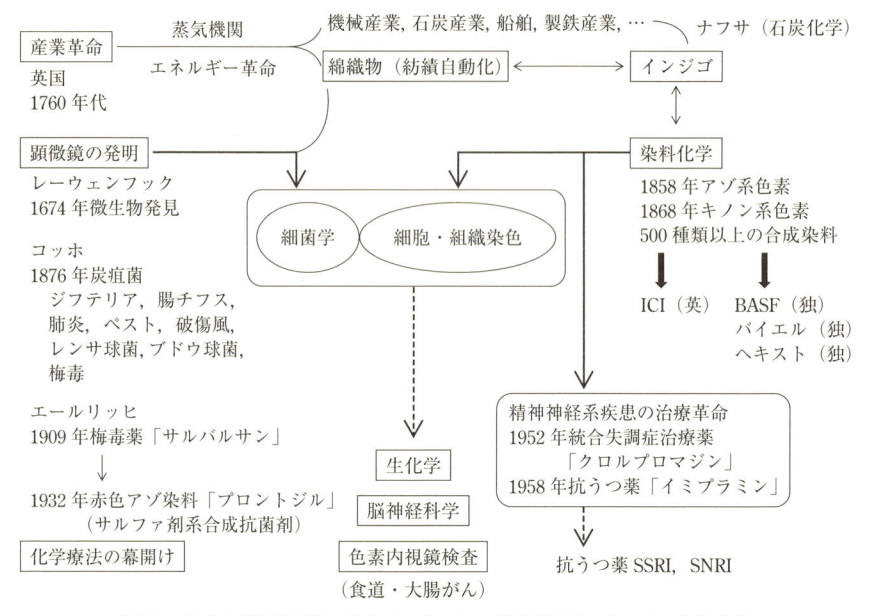

図20 現在の医薬品産業の礎となったのは、産業革命がもたらした染料化学

```
産業革命 ──蒸気機関──→  機械産業, 石炭産業, 船舶, 製鉄産業, …  → ナフサ（石炭化学）
英国      ──エネルギー革命──→ 綿織物（紡績自動化）←→ インジゴ
1760年代                                              ↕
顕微鏡の発明                                        染料化学
レーウェンフック                                    1858年アゾ系色素
1674年微生物発見        細菌学   細胞・組織染色     1868年キノン系色素
                                                    500種類以上の合成染料
コッホ
1876年炭疽菌                                        ICI（英）  BASF（独）
  ジフテリア, 腸チフス,                                         バイエル（独）
  肺炎, ペスト, 破傷風,                                         ヘキスト（独）
  レンサ球菌, ブドウ球菌,
  梅毒
                                                   精神神経系疾患の治療革命
エールリッヒ                                        1952年統合失調症治療薬
1909年梅毒薬「サルバルサン」                             「クロルプロマジン」
  ↓                                                1958年抗うつ薬「イミプラミン」
1932年赤色アゾ染料「プロントジル」   生化学
  （サルファ剤系合成抗菌剤）       脳神経科学
化学療法の幕開け                   色素内視鏡検査    抗うつ薬SSRI, SNRI
                                  （食道・大腸がん）
```

に「微生物学の父」としてロンドン王立協会会員となった．布の繊維を調べたいがゆえにレンズ磨きの技術を学び，身のまわりにあるあらゆるものを覗いて観察し，1674年に微生物を発見した．細菌の形が丸いもの（球菌），円筒状のもの（桿菌），らせん状のもの（スピロヘータ）と分類した．この分類法は現在も使われている．1677年には精子も発見した．まさに「必要は発明の母」である．医学とは全くかけ離れた周辺部分（バウンダリー）領域での発明が医学研究を大きく変貌させた例ともいえる．

病原菌という「見えない敵」を見るためには，細菌を増殖するための"培地"と，細菌を見やすくするための"染料"が不可欠である．ほとんど透明に近い細胞でも，染めれば内部構造まで観察できるからである．当時使われていたゼラチン培地では，微生物の多くが培地のゼラチンを消化してしまった．また，ゼラチンでは病原菌が好む37℃付近で培養できないなどの技術的問題もあった．しかし，この問題を日本の海藻（テングサ）からとった寒天が，解決した．寒天であれば34～42℃でゲル化し，100℃まで固相状態を保て，病原

菌による消化にも耐える利点があった．今日ではどの組織や細胞にはどの色素を用いればよいかわかっているが，当時は，手当たり次第に染めては顕微鏡で観察するというやり方しかなかった．新しい色素ができると，とりあえず細胞・組織を染色していた．細胞・組織とよく反応する色素の種類が充実したことで，染色技術は現在の生物学，薬学，医学に欠かせないものとなった．

染料や細胞・組織染色の話をしようとすると，産業革命という生物学とはまったくかけ離れた周辺（バウンダリー）領域での動きを知らなければならない．英国の第一次産業革命は，18世紀後半に始まった．1760年代に木綿工業で紡績機による自動化という技術革新がおこり，ワットの蒸気機関によるエネルギー革命がおこった．これが機械産業，石炭産業，船舶などあらゆる分野に波及していった．技術の海外流出を恐れた英国政府は，1774年には機械輸出禁止令を発すると同時に，技術者の渡航も禁止した．1843年に禁止が解除されてから，フランス，ドイツなど，欧州各国で産業革命がおこった．米国で産業革命がおこったのは，わずか150年前の1860年代である．今日までの技術革新のスピードは恐ろしいほどである．

英国の毛織物業は衰退し，代わって綿織物業が「世界の工場」の主体へと変貌した．原料の綿花や，藍から採取された染料インジゴが，インドから英国に大量に輸入された．インドは急増するインジゴ需要に対応するため，藍栽培を東京23区の4倍もある8,000 km^{2}にまで拡大した．ジーンズや水兵服のネイビーブルーやプルシャンブルーの染料である．インジゴは紀元前の古代エジプト時代から青藍色を出すために使われていた．インジゴの弱点は水に溶けないことである．1800年代になって尿素が工業生産されるまでは，腐った尿にインジゴを溶かして染色していた．

インジゴを加熱分解するとアニリンができる．1856年，ウィリアム・パーキンはこのアニリンを酸化して世界初のスミレ色の合成染料モーブ（アニリンパープル）を作った．モーブは白金なみの値段で取引されたといわれている．その後，多くの化学者が染料合成を始め，1858年にはアゾ系色素，1868年にはアリザリンに代表される茜系のキノン系色素が作られた．アリザリンは，セイヨウアカネの根から1826年に発見された赤色染料である．1900年ごろまでに500種類もの新しい染料が開発された．1897年にドイツの化学会社BASF

がインジゴの工業化に成功して，天然物よりも安く売り出した．BASF の "A" はアニリンの頭文字である．製鉄工程の廃物であったコールタールから取りだしたナフタレンを原料として合成された．コールタール成分にはアニリンも含まれていた．この結果，藍の輸出に依存していたインド経済は大打撃を受けた．コールタールという製鉄産業の廃物も，染料，印刷，医薬品といったさまざまな産業を作りだすきっかけとなった．ドイツの三大化学会社 BASF，バイエル，ヘキスト（現サノフィ・アベンティスとセラニーズ）の誕生である．日本はかなり遅れて 1910 年代に日本染料（現住友化学），帝国染料（現日本化薬），1930 年代に日本タール（現三菱化成）が染料の生産を開始した．

　細胞・組織染色は，生物学，薬学，臨床・医学など，多方面で行われている．現在使われている色素の多くは，当時作られたかその後に改良が加えられたものである．現在，食道・大腸がん検査で色素内視鏡が行われているが，ここで用いる組織色素染色技術の原理は当時確立されていた．扁平上皮であればヨードやトルイジンブルーで染色，腺上皮であればインジゴカルミン，クリスタルバイオレットなどを用いる．インジゴを硫酸化するとインジゴカルミン（サクソンブルー）が作られることは，17 世紀には知られていた．アリザリンを硫酸化したアリザリンレッドは，骨組織を染めるのに便利である．細菌類をクリスタルバイオレットなどで染色して，グラム陰性，グラム陽性という 2 つに分類する方法は，1884 年にデンマークのハンス・グラムが発見した．グラム染色は，細菌の種類で細胞壁の組成が異なることを示唆している．例外もあるが，一般的には球菌はグラム陽性，桿菌はグラム陰性である．タンパク質や核酸を電気泳動して分離した高分子化合物を可視化する際にも，染色技術は不可欠となっている．最近の脳科学で行われている神経軸索，神経鞘，樹状突起などの組織染色（ゴルジ染色）も，当時見出された．

　このように 18 世紀後半に始まった産業革命は，19 世紀の色素化学ブームを引き起こし，現在の生化学，薬学，医学の礎となった．コッホの弟子パウル・エールリッヒは，色素によってある臓器の細胞だけが染まり，ある特定の病原微生物だけが染まるということは，"細胞には特定の物質と結合するレセプターがあるのではないか" と考えた．最初の発見は血液脳関門（BBB）の存在である．アニリンを用いた組織染色で脳だけが染色されないことを発見した．

BBB の存在によって脳が染色されないことが科学的に証明されるのは，1913 年まで待たなければならなかった．エールリッヒはこの特異性を利用すれば病原微生物のみを殺す"魔法の弾丸"が得られると着想した．"化学療法"・"特効薬"時代の黎明期である．

エールリッヒが最初に手がけたのは，原生生物であるトリパノソーマによって引き起こされる病気（トリパノソーマ症）の治療薬である．アフリカトリパノソーマ症（睡眠病）は，ツェツェバエが媒介する原虫が脳内に侵入して引き起こされる病気である．睡眠周期が乱れて昼と夜が逆転し，最後は昏睡から死に至る．また，中南米では植物製の屋根が使われているため，そこに棲みつくサシガメが媒介する原虫がアメリカトリパノソーマ症（シャーガス病）を引き起こす．年間 1,000 万人以上が感染し，中南米では寄生虫死亡原因の第 1 位である．

エールリッヒの化学療法剤研究は，志賀潔が留学した 1902 年に始まり，1 年あまりで数百種のアニリン色素誘導体をスクリーニングした．ヘキストとバイエルは専属の研究者を置いて化合物合成にあたった．1904 年，ついに 1 種類の色素「トリパンロート」が極めて有効であることが発見された．完全な治療薬ではなかったが，化学療法が初めて実現された．エールリッヒ自身が「試行錯誤の連続で，汗を流す毎日だった．エールリッヒが考え，志賀が汗を流した」と書き残している．残念ながらトリパノソーマはすぐに薬剤抵抗性を持ってしまった．ワクチン療法も効かないため，100 年以上たった現在も研究が続けられている．

1906 年に梅毒の病原体スピロヘータ・パリダが発見されるやいなや，エールリッヒは梅毒の化学療法にも取りかかった．日本から留学していた秦佐八郎が加わった．病原体が発見され，動物試験もできるため，化合物のスクリーニングが開始された．1909 年，梅毒性潰瘍を生じた兎に化合物 606 号（ヒ素化合物製剤）を注射すると，潰瘍は乾燥し，萎縮して治った．スピロヘータも消失していた．梅毒の特効薬「サルバルサン」の誕生である．この薬による治療を受けたい人々が世界中から殺到した．1 万人の梅毒患者に接種して効果を確かめた後，1910 年にヘキストから発売された．日本では塩野義製薬が 1911 年に輸入販売した．

エールリッヒの死後 20 年以上にわたり，次の"魔法の弾丸"は生みだされなかった．そのため，ほとんどの会社が研究に見切りをつけて撤退した．第一次世界大戦で経済が疲弊していた状況にもかかわらず，唯一，継続していた会社が，ドイツの IG ファルベンであった．これは，化学産業振興のために BASF，バイエル，ヘキストなど 8 社が集まったトラストである．あまり一般には知られていないことであるが，第二次世界大戦で大量虐殺の場となったアウシュビッツというとナチスを最初に思い浮かべるが，本当の黒幕は IG ファルベンで，アウシュビッツを 100% 子会社として利用したのが真実である．ナチスがつれてきたユダヤ人を使ってさまざまな薬の人体実験を行った．ほとんどの人は生還することがなかった．ミュンスター大学病理学講師であったゲルハルト・ドーマクは，1927 年に IG ファルベンの研究主任兼任で化学療法剤の開発を任された．1932 年，赤色アゾ染料の「プロントジル」が重篤症状を引き起こすレンサ球菌に感染したマウスを治療できることを発見した．当時，ドーマクの 6 歳になる娘がレンサ球菌感染症に罹患しており，すべての治療で効果がないため，「プロントジル」を投与したところ，完治した．1935 年に「プロントジル」が世界初のサルファ剤系合成抗菌剤として発表された．その後も安価で安全な薬を求めて数千種にも及ぶサルファ剤誘導体が作られた．「プロントジル」発見によって，合成抗菌剤という"魔法の弾丸"の第二幕が切って落とされた．撤退していた企業も再度この競争に戻ってきた．

染料化学は感染症のみならず，1950 年代に統合失調症治療薬「クロルプロマジン」(1952 年)，抗うつ薬「イミプラミン」(1958 年) という精神神経系疾患の治療革命をもたらした．それまでは，「心の病は薬では原理的に治せない」という考えが主流であった．"常識"という言葉がいかにいい加減なものであるかわかる．統合失調症患者は，中世には宗教裁判や魔女狩りの対象となり，近代になっても精神病棟隔離や，ショック療法（電気けいれん療法，インスリンショック療法）やロボトミー手術など，非人道的な扱いをされた時代があった．

統合失調症は，人種に関係なく，約 100 人に 1 人が罹患する．ニュートン，アインシュタイン，エジソン，コペルニクス，メンデル，ダーウィン，カント，ヴィトゲンシュタイン，ハイネ，カフカ，プルースト，ベートーヴェンと

いった，天才本人あるいは近い家系に統合失調症の患者がいるという事実は驚くべきことである．彼ら以外にも統合失調症が疑われていた人として，シェークスピア，パスツール，ゴッホ，ニーチェ，ムンクなどの名前が出てくる．芥川龍之介は"ぼんやりした不安"という言葉を残して自殺したが，彼の母親も出産後に統合失調症を発症している．夏目漱石の場合は，"夏目漱石型統合失調症"ともいわれ，胃潰瘍の激しい痛みから病気が誘発されたが，年齢が高かったため，自我崩壊には至らなかったといわれている．1994年のノーベル経済学賞を受賞したジョン・ナッシュは，統合失調症に苦しんだ．彼の人生を描いたハリウッド映画「ビューティフル・マインド」は，世界中に感動を与えた．

1930年ごろから1950年ごろにかけてロボトミーという外科手術が行われていた．額に小さな穴をあけて前頭連合野からの神経線維を切断する方法である．凶暴な統合失調症患者を対象に，10万人近い患者に処置された．第35代米国大統領ジョン・F. ケネディの妹も23歳のときに強制的にロボトミー手術を受けさせられて知的障害の後遺症を負った．手術により患者の凶暴性はなくなったが，食事も含めて周囲への関心もなくなり，意欲や感情も喪失してしまった．"ただ生きているだけ"という状態である．前頭連合野こそが人間らしさを司っている部位だからである．もちろん現在は，人道上の理由から行われていない．

1950年代に入って，精神医学にとってエポックメーキングな出来事が生じた．1940年代に合成染料フェノチアジンの抗ヒスタミン作用が見つかると，フランスの化学・製薬会社ローヌ・プーランは種々の類似体を合成した．中枢神経系の抑制作用の強い「RP4560」という化合物（「クロルプロマジン」のプロトタイプ）が開発された．「クロルプロマジン」の鎮静作用に注目した外科医が統合失調症患者に「外科手術前の麻酔薬」として投与して，患者の興奮を鎮め，精神を安定させる薬理効果を見つけた．1952年に発表された論文をきっかけに，近代的な精神医療・精神薬理学が始まった．統合失調症患者は通院で日常生活を送ることができるようになった．このように，染料化学は近代医学・薬学の礎となったと同時に，1980年代までは世界の製薬企業の上位を化学会社が占めた．

3 本著で登場するメガファーマの1980年代までの歴史（世界ランク）

第1位：ヘキスト（Hoechst）（ドイツ）

1863年設立．19世紀末における売上高の90%は染料・顔料で，医薬品の貢献度はほとんどなかった．1883年にキニーネの研究から最初の非ピリン系鎮痛剤を発見．1906年の合成アドレナリン，1910年には梅毒の特効薬「サルバルサン」，1923年のインスリンの単離へと医薬品メーカーとしての地歩を固めていった．第一次世界大戦では火薬や毒ガス（マスタードガス）の生産も行った．敗戦後補償で海外における特許権を失ったことで日本の医薬品産業も製造可能になり，大きく発展できた．それまでの日本国内の医薬品に占める外国産（主としてドイツ）の割合は，1914年時点での84%が1931年には51%へと急速に国産品に切り替わった．第二次世界大戦後に連合軍によってIGファルベンが解体されて元のヘキストに戻るや，塗料・顔料，プラスチック，合成繊維など多方面にも事業拡大して業績は急速に伸びた．1960～1970年代の米国の労働賃金はドイツよりも安かったこともあり，セラニーズ買収などで米国への投資を積極的に進めて国際化を図った．現在のサノフィの母体の一つ．

第2位：チバ・ガイギー（Ciba Geigy）（スイス）

1758年にインジゴ，染料木，キニーネの樹皮，コーヒー豆，ペパー（コショウ），ナツメグなどを扱う薬商・雑貨商ビジネスからガイギーが設立された．1874年にガイギーで合成されていたDDTは1939年に殺虫作用があることが発見された．第二次世界大戦中は戦場という劣悪な環境下でノミ・シラミに苦しむ兵士を救うために軍事秘密扱いされた．1943年の米軍供給量は60%にもなった．ガイギーはその後も殺虫剤や除草剤の開発で新しいビジネスを拡大した．1947年に医薬品部門の設立し，パーキンソン病治療薬「Panparnit」，痒み止め薬「Eurax」，血栓予防薬「Tromean」，関節炎治療薬「Butazolidin」などの新薬を出して医薬品事業を確固たるものとした．1958年に世界で初めて発売された三環系抗うつ薬「イミプラミン」（トフラニール）は，現在も使われている最も歴史が長い抗うつ薬である．ガイギーの研究者ローランド・クーンが発見して1955年にメランコリー患者に投与したのが始まりである．「イミプ

ラミン」は合成染料サマーブルーから合成される．当時は現在と違って大規模臨床試験をすることなく新薬を出せた．薬を作ってはヒトに飲ませてテストするというかなり荒っぽいことが許された時代である．1950 年代はうつ病の診断も確立されておらず，かなり稀な疾患と考えられていた．当然のことながらビジネスが成功するかどうか不透明であった．今日のように，うつ病はだれもが罹りうる病気で，全世界の患者数が 3 億 5,000 万人になるとは想定外だったであろう．日本では 1959 年に発売された．「イミプラミン」の発売をきっかけに，類似構造を持つ三環系抗うつ薬が世界中で続々と発売された．「イミプラミン」は 1980 年代後半まで続いた三環系抗うつ薬の原点であると同時に，「イミプラミン」のもつセロトニン再取り込み阻害作用は今日の抗うつ薬 SSRI，SNRI などの原点である．

　一方のチバは，1850 年代に絹繊維の染料・顔料ビジネスからスタートして，コールタール・アニリンを原料としてさまざまな合成染料を生産した．1945 年にチバ（CIBA：Company for Chemical Industry Basel）と社名変更した．1990 年にはスイス最大の化学会社となった．実際に医薬品事業に参入したのは 1930 年代からである．現在も世界中で最も一般的に認められている注意欠陥・多動性障害（ADHD）治療薬「リタリン」（メチルフェニデート）は，1944 年に合成され，1954 年にうつ病，慢性疲労，ナルコレプシーなどの治療薬としてドイツで発売された．1960 年代の初頭に ADHD の子供に対して使用された．近年になって ADHD がより理解され，一般に受け入れられるようになるにつれ，生産量は急増した．1971 年にチバとガイギーが合併してチバ・ガイギーとなった．さらに，1996 年には後述のスイスのサンドと合併して，今日のノバルティスが誕生した．

第 3 位：メルク（Merck）（米国）

　米国メルク（Merck & Co., 北米以外では MSD）はドイツ・メルク（Merck KGaA）から分家してできた．どちらもメルクであるため誤解されがちだが，現在の両社に関係はない．ドイツ・メルクはドイツの薬局「天使薬局」が原点で，1668 年に設立された．医薬品・化学品企業としてグローバル展開する現在の製薬企業の中で，世界で最も長い歴史を有するといわれている．1860 年

には 800 品目，1900 年には 1 万品目の医薬・化学物質を生産する巨大企業になっていた．現在もドイツ・メルク資本の 70% は創業家のメルク家が所有している．1880 年ごろからドイツ・メルクはロンドン，ニューヨーク，モスクワで世界展開を開始した．1891 年に設立された米国子会社が米国メルクの前身である．世界中で使われている医学書『メルクマニュアル』(Merck Manual) は，1899 年に初版が発行された．米国メルクは第一次世界大戦中の 1917 年に敵国企業として米国政府に接収されて独立企業となった．独自の道を歩み始めたが，第二次世界大戦末期までは創業家のメルク家が社長であった．

　1962 年にパーキンソン病薬「メチルドーパ」，1963 年に関節リウマチ薬「インドメサシン」の発見，1978 年に抗生物質「セフォキシチン」，緑内障治療薬「チモロール」，マクロライド系駆虫薬「イベルメクチン」と次々に大型製品を世に出した．「イベルメクチン」は"顧みられない病気"の一つに挙げられる熱帯地方の風土病オンコセルカ症（河川盲目症）およびリンパ管フィラリア症（象皮病）に有効である．WHO によれば約 34 万人がこの病気で失明している．この当時から米国メルクは第三世界の稀少病に目を向けていた．米国メルクは 1975〜1978 年の間で約 1,000 億円近い研究費を支出する世界最大級の医薬品会社に成長した．ちなみに本家筋のドイツ・メルクも，現在も年商 1 兆円以上のグローバル・プレーヤーである．

第 4 位：ロッシュ（Roche）（スイス）

　1896 年設立．鎮咳薬，ジギタリスから抽出した強心薬，鎮痛剤などの製品で順調なスタートを切った．中でも鎮痛剤「Allonal」は，会社にとって初めてミリオンドラー製品となった．1934 年のビタミン C の生産に始まり，ビタミン A，ビタミン E，β カロチン類やビオチンなど，1950 年代にかけてビタミン事業は会社の基盤を築いた．"ロッシュ＝ビタミン"といわれるほどで，1971 年には世界のビタミン市場の 50〜70% を独占した．ビタミン合成で使われるさまざまなテルペン化合物は香料としても膨大な量が使用されている．1960 年代にはジボーダンという香料メーカーを子会社として設立した．

　第二次世界大戦後，多くの製薬会社はドイツの V2 ロケット燃料であるヒドラジン在庫を非常に安価に入手した．ロッシュは結核治療薬のヒドラジン化合

物「イソニアジド」,「イプロニアジド」を見出した.「イソニアジド」は既に 1912 年に合成されていたが,1951 年に抗結核作用が見つかり,1952 年に「リミフォン」として発売した.「イソニアジド」や「イプロニアジド」を処方された結核患者に気分の高揚感・爽快感・多幸感が見られたのをきっかけに,1956 年に最初のうつ病薬「イプロニアジド」が発売された.しかし,黄疸などの副作用で販売中止となった.そのころ,1955 年にウォーレスが発売したマイナー・トランキライザー「ミルタウン」が大ヒットしたのを受けて,多くの企業がこれを追いかけた.ロッシュは「イプロニアジド」の副作用で失敗し,新しい抗うつ薬・抗不安薬の開発を迫られていた.染料化合物を中心に研究したが,成果が上がらずに抗不安薬の開発を中止する寸前まで追いこまれた.実験室を整理している時,放置されていた化合物「Ro5-0690」を偶然にも見つけて試験した結果,「ミルタウン」よりも優れていることを発見した.幸運の女神がほほ笑んだ瞬間であった.「リブリウム」(1960 年),「バリウム」(1963 年) という 2 つの抗不安薬 (トランキライザー) が発明された経緯である.発売後はまたたく間に世界市場を席巻した.スミスクラインの抗潰瘍薬「タガメット」が出るまでは世界の売上高トップであった.その後もニトラゼパム (1965 年),クロナゼパム (1973 年) など多くのベンゾジアゼピン系薬を世に出した.ロッシュが国際展開する原動力となった商品群である.

1970 年代になると,ロッシュにも陰りが見えてきた.英国の子会社が「リブリウム」と「バリウム」を本社向けに kg あたりそれぞれ 925 ドル,2,300 ドルで送金していることが当局に見つかった.特許で守られていないイタリアは kg あたり 22.5 ドル,50 ドルで送金していたため,独占禁止法違反となった.英国では価格を 50〜60% カットした上で総額 3,000 万ドルを国に払い戻した.悪い時は重なるもので,ロッシュのイタリア子会社の工場爆発事故でダイオキシンが多量に土壌に散布され,膨大な補償をさせられた.1990 年代から 2000 年代初頭にかけてのロッシュは長い低迷期にあった.それを打破したのが,ジェネンテックとの提携による抗体医薬への参入である.抗体医薬の世界的潮流に乗っているだけに,世界上位のポジションは揺るがないであろう.

第5位:ファイザー(Pfizer)(米国)

1849年設立.回虫駆除剤「サントニン」,ホウ酸,クエン酸,酒石酸,鎮痛剤などのファインケミカルビジネスから始まり,南北戦争(1861〜1865年)における医薬品の軍需で成長した.1919年のクエン酸の大規模発酵生産で,米国における主要化学品メーカーとしての地歩を固めた.この発酵技術は1936年以降のビタミンC,ビタミンB_2,ビタミンB_{12}の生産にも応用され,ビタミンビジネスでも主要企業となった.第二次世界大戦中の1941年,米国政府からのペニシリン生産要請に応えて発酵プラントを転用して大成功を収める.最初の新薬である抗生物質「テラマイシン」を1950年に上市して成功を収めた.1960年代のファイザーは農薬,動物薬,栄養補助食品,石油化学品,ペット製品など事業が最も多角化・分散化した時代であった.1960〜1970年代の抗生物質「ビブラマイシン」,1980年の消炎鎮痛剤「フェルデン」をはじめ,糖尿病薬「グルコトロール」,高血圧治療薬「プロカーディア」など,大型商品が次々と上市された.中でも「フェルデン」はブロックバスターとなり,巨大企業の道を歩み始めた.1999年からはコレステロール低下剤「リピトール」をめぐるワーナー・ランバート買収に始まり,ファルマシア,ワイスとM&Aを通して世界第1位の企業として君臨してきた.しかし,「リピトール」の特許が切れた2011年を境に業績は低迷している.

第6位:アメリカン・ホーム・プロダクツ(American Home Products:AHP)(米国)

1926年設立.1990年代後半に,抗肥満薬(やせ薬)"Fen-Phen"の薬害訴訟で総額1兆円を超える損害賠償をさせられた(3-3節a参照).製薬産業の薬害補償金では歴史上で類を見ない規模である.会社のイメージを変えるために,70年も前に買収した子会社のワイスに社名を変えることもした.2009年にファイザーに買収されて消滅するが,相次ぐ買収で巨大化したものの,最後は自分自身が買収されて消えていくという面白いストーリーを持った会社である.ビジネススクールでもよく取り上げられる題材である.

設立以来70年以上にわたって利益至上主義を貫き,"低付加価値"を"高付加価値"に変えることが上層部のスキルとして求められた.企業買収により研

究投資なしで製品を揃え，強力な宣伝で売り上げを伸ばす手法である．1984年時点で世界の製薬企業上位30社の中で売上高は第1位，研究開発費は28番目という低さであった．新聞1,100以上，ラジオ700，テレビ100という宣伝力で消費者を洗脳し，"低付加価値"を"高付加価値"に変えていった．1971年当時の宣伝広告費は数十億円に達している．過剰な宣伝広告で幾度となく規制当局にも注意された．1930年代にいくつもの中小企業を安く買収しては，食料品，化粧品・トイレタリー用品，日用雑貨，掃除機，家庭用医薬品，処方薬など多様な製品を品揃えした．業績を出さない事業責任者はすぐに解雇された．利益追求以外は何がコアビジネスなのか，ほとんど理解されなかった．

　処方薬は，1931年に中堅製薬企業のワイス（1860年設立）を買収したのが始まりである．ワイスは長年にわたってハーバード大学に巨額に寄付をして，ビタミン，ワクチン，血液製剤などの事業を展開していた．1943年にAyerstラボラトリーズを買収して，タラの肝油，ビタミン，エストロゲン，さらにはペニシリン生産をした．1968年に英国の化学会社インペリアル・ケミカル・インダストリーズ（ICI）よりβブロッカー「インデラル」のライセンスを受けたのを皮切りに，経口避妊薬，冠動脈疾患治療薬，更年期障害治療薬，抗ヒスタミン剤，抗生物質などが次々とライセンスを受けた．1979年にはAHP全売上高の39%，利益の55%を処方薬が占めるようになった．それでも自社で新薬を作るために大学などと共同で基礎研究することはなかった．1980年代に入って，キャンディー，ガム，日用雑貨など収益率の低い事業を売却する一方で，高収益の医療機器メーカーやコンシューマー・ヘルス（OTC薬）事業を買収した．OTC事業はジョンソン＆ジョンソン（J&J）に次ぐ第2位にまで拡大した．まさにスクラップ・アンド・ビルトである．1991年には全売り上げの89%，利益の92%は健康関連ビジネス（処方薬，OTC薬，健康補助食品）になった．残りの11%は食品である．ワーナー・ランバートとの合併がファイザーに阻止された後はどの企業とも提携話さえなく，薬害補償費を支払いながら自社パイプラインの構築をしていた．2009年にファイザーに買収されて歴史から消えた．

第 7 位：サンド（Sandoz）（スイス）

1886 年設立．アリザリンなどの染料を合成する化学会社からスタートした．1895 年に非ピリン系解熱剤を開発して医薬品会社への道を歩みだした．1918 年に麦角菌から麦角アルカロイド・エルゴタミンを単離し，1921 年に「Gynergen」として発売．エルゴタミンは片頭痛治療薬，分娩後の出血抑制剤として現在も使われている．1929 年に発売した「カルシウムサンド」（グルビオン酸カルシウム）は現在も健康食品（骨重量増加や骨粗鬆症予防）として全世界で使われるほど画期的なものであった．1938 年にはエルゴタミンの研究から 25 番目のリゼルグ酸誘導体 LSD-25 を合成した．

LSD はビジネス面よりも社会的影響があまりにも大きかったので，簡単に紹介する．動物に投与すると落ち着かなくなる作用があった．そのため，薬として開発するための有用性が見つからずに研究は中止されたが，1943 年に研究を再開した際に研究者の指に微量付着し，皮膚吸収されてめまいや強烈な幻覚が現れた．LSD による幻覚作用の発見である．1947 年にチューリッヒ大学で統合失調症患者に対して LSD 投与実験が行われた．日本でも京都大学や金沢大学などで LSD の研究が始められた．1950 年代に入ると，全世界で LSD を使用した精神医療が盛んになった．がん患者の末期医療への応用も研究された．軍事的には，敵のスパイや捕虜から機密事項を自白させるための研究も行われた．LSD 散布や都市の水道への注入で都市機能を停止させる精神操作化学兵器の開発も，兵士を使って検討された．1960 年代に入ると，一般市民もこの幻覚剤 LSD を広く使うようになった．1965 年，米国政府は LSD の使用は違法と決定した．日本でも 1970 年に麻薬指定された．

サンドは 1939 年に農薬・殺虫剤ビジネスにも参入する一方で，バイオ領域にも進出した．1946 年のペニシリン生産から始まり，1951 年に最初の経口ペニシリン剤を発売したことで会社業績は急速に拡大した．1977 年には世界的なヒット製品となった抗アレルギー剤「ザジデン」を開発した．バイオテクノロジーも早くから手がけたことで，1982 年にはノルウェーの土壌・真菌から免疫抑制剤「サンディミュン」（シクロスポリン）を開発した．現在も臓器移植やさまざまな自己免疫疾患治療に使われている．アトピー性皮膚炎にも使われている．1994 年には全身性重症筋無力症の治療薬「ネオラール」を開発し

た．前述したAHPとは対照的な研究重視の会社である．1996年にチバ・ガイギーと合併してノバルティスとなった．

第8位：イーライ・リリー（Eli Lilly）（米国）

1876年設立．既存薬をゼラチン・砂糖でコーティングして服用しやすくするという独自の製剤技術でビジネスをスタートした．その後，ハードカプセルやフレーバーを加えた飲み薬も手がけた．最初の製品は苦さで定評のあったキニーネで，発売と同時に品質の良さもあってベストセラーとなり，初年度から黒字経営だった．1963年に開発されたロックカプセルは，現在の世界標準となっている．日常目にする円筒形のカプセルは，左右に引っ張ると2つに分けることができる．外側をキャップ，内側をボディと呼んでいる．この技術により，正確に秤量された薬剤を自動化した装置でカプセル化できるようになった．1917年時点で1日あたり250万個のカプセル製造能力を持つ，世界最大の工場とまでいわれた．

1921年にトロント大学でインスリンが発見されるやいなや，1922年にはライセンス契約を結んで大量生産し，1923年に世界最初のインスリンを発売した．1930年にはワクチンやグロブリンなどの防腐剤を発売した．第二次世界大戦では，米国赤十字の輸血用血液製剤の防腐剤として全米使用量の20%を占めた．ペニシリンも，米国政府から製造依頼を受けた全米製薬企業の中で最初に大量生産したのはリリーである．1948年時点で社員数7,000人を抱える世界最大の製薬企業の一つにまで成長した．社員の終身雇用制度も，全米から優秀な研究者を引きつけた．前述のAHPとは真逆の経営姿勢であった．1950〜1960年代には大型の新薬が続出した．1949年にフィリピンの土壌から単離されたマクロライド系抗生物質「エリスロマイシン」は，1952年に上市された．1953年にボルネオの土壌から単離された抗生物質「バンコマイシン」は，ペニシリン耐性黄色ブドウ球菌に対して有効で，1958年にFDAが迅速承認した．

1950年には世界的にポリオウイルスが大流行し，人々を恐怖に陥れた．日本でも1950年に3,000人を超す患者が出た．1952年の米国の感染者数は58,000人にもなった．"小児麻痺"とも呼ばれることからわかるように，小児が感染しやすく，急性灰白髄炎により運動障害が残る．ジョナス・ソークがホ

ルマリンで不活性化したワクチン（ソークワクチンと呼ばれた）を開発した．リリーは 1955 年の不活化ポリオワクチンの 60% 近くを生産した．余談だが，1962 年にソークが創設したカリフォルニア州ラホヤのソーク研究所は，分子生物学，遺伝学で世界的に有名である．リリーはインスリンビジネスで長い歴史を持っていたが，1982 年に世界で初めて組み換え DNA で合成したインスリン（インスリン・アナログ）を発売した．1978 年にジェネンテックが大腸菌 *Escherichia coli*（*E.coli*）を用いてインスリンの合成に成功し，リリーにライセンスしたものである．

　リリーは精神疾患用医薬品でも世界を代表する企業で，1988 年に発売された SSRI 系「プロザック」は長い間，抗うつ薬市場のトップの地位を占めた．「プロザック」は抗うつ薬ビジネスで成功するためのノウハウを確立した．それまでの医師へのプロモーションだけでは不十分で，一般社会に直接働きかけることが大切であることを証明した．そのため，テレビやラジオ，雑誌を通じた大がかりなうつ病の啓発活動を通して，「うつ病は病気であり，薬で治る」というメッセージが繰り返し発信された．さまざまな症状から自分がうつ病であることを患者自身が知って病院を受診しなければ薬は処方されない．このプロモーションで「プロザック」を指名する患者が続出して，ビジネスは大成功であった．そのため，このプロモーション方法はうつ病薬ビジネスの標準となり，1992 年に承認されたファイザーの「ゾロフト」や GSK の「パキシル」も同じ手法をとった．米国で成功したプロモーション方法を欧州でも行ったところ，SSRI は爆発的に売れた．どんなに良い薬を作っても患者が病気を意識して受診しない限り，ビジネスは成立しない．

第 9 位：バイエル（**Bayer**）（ドイツ）

　1863 年に染料会社として設立．コールタール誘導体からの合成染料からスタートした．1892 年に最初の合成殺虫剤，1887 年には鎮痛剤「フェナセチン」，1899 年に消炎鎮痛剤「アスピリン」を発売した．バイエル「アスピリン」は 100 年以上にわたって世界市場で使われている．1895 年にはモルヒネから抽出したヘロインを痛み止め薬として OTC 薬で発売した．依存性の高い強力な麻薬を副作用がないと宣伝して小児用でも販売した．1935 年には赤色アゾ染料

である最初のサルファ剤系合成抗菌剤「プロントジル」を発売した．1944 年に IG ファルベンが開発した殺虫剤・殺ダニ剤「パラチオン」は，第二次世界大戦後に連合国によって特許が接収され，世界中の企業が販売した．1951 年に世界最初の合成殺虫剤「デメトン」（有機リン酸系殺ダニ剤）を発売した．のちに日本でも有機リン酸系農薬の大量使用による神経系の中毒が社会問題となり，規制された．1959 年にはカルバメート系殺虫剤を発売した．

　バイエルの事業は医農薬にとどまらず，石油製品からゴム，プラスチックなど多岐にわたるコングロマリット（複合企業体）である．1906 年に自動車用ゴムタイヤ，1937 年に最初の発泡ポリウレタンを開発した．1962 年には発泡ポリウレタンは冷蔵庫の断熱材として大量に使われ始めた．1953 年にポリカーボネートを最初に発見した．柔軟性と耐衝撃性を持つ熱可塑性で，「Makrolon」の商品名で発売された．「Makrolon」はコップ，皿などの日用プラスチック製品に使われている．1982 年に「Makrolon」を使用した最初のオーディオ CD（コンパクトディスク）の大規模生産を開始した．光情報時代になった現在もこの素材が使われている．1967 年には既にエンジンや車輪などの金属部品を除いてプラスチックで置き換えたプラスチックカーを作製している．車のヘッドライトはかつてガラス製だったが，透明プラスチックの「Makrolon」に置き換わった．

　このように，バイエルは多角経営を維持してきたため規模は大きく見えるが，医薬品事業だけを見ると，他社と比べて見劣りする．

第 10 位：スミスクライン・ビーチャム（SmithKline Beecham：SKB）
　　　　（英国）

　スミスクラインは 1830 年，ビーチャムは 1847 年設立．1989 年に合併してスミスクライン・ビーチャムとなる．ビーチャムの最初の製品は「Beecham's Pills」と呼ばれる下剤で，アロエ，生姜，それに石けんなどからなるものであった．鎮咳薬も販売した．大英帝国統治下の各国をはじめ，米国，カナダなどにも進出し，どこでも巨額の宣伝広告費をかけるビジネス・スタイルが特徴であった．しかし，黒字経営ではあるものの成長速度は徐々に落ちていった．1938 年から一連の企業買収で，歯磨き粉，ポマード，制酸剤，グルコース飲

料（健康飲料）などの製品も揃えた．1945年，事業多角化に伴い社名をビーチャム・グループに変更したが，この時点では医薬品メーカーからは程遠い存在であった．1949年にアレルギーワクチンの会社 C.L. Bencar を買収したことが，処方薬ビジネスに入るきっかけとなった．コアビジネスの飲料水事業やトイレタリー事業は企業買収でさらに拡大する一方で，収益の大半を新薬創りの研究に注ぎこんだ．

1958年にペニシリンの母格物質である 6-アミノペニシリン酸（6-APA）を単離したことで，さまざまな抗生物質を作ることができるようになった．1959年以降，「フェネシチリン」，「メシチレン」を続けて販売した．既にペニシリンには耐性菌が出現していたため，すぐに市場で受け入れられた．1961年に発売した「アンピシリン」も大ヒットして，世界の需要に対応すべく生産を拡大した．1960～1970年代は，ビーチャムが抗生物質で飛躍的に伸びた時であった．面白いのは，1972年に同じ英国の競合企業であるグラクソを買収しようとして政府に拒絶されたことである．グラクソが日本グラクソをはじめ海外ネットワークを構築していたのに目をつけたからである．まさか30年後に両者が合併して GSK が作られるとは，だれも想像できなかった．

他方のスミスクラインは，1830年に米国フィラデルフィアの薬局から始まり，薬卸業へと転換した．1891年に香水，塗布剤，養毛剤，整髪料，鎮咳薬などを販売していた企業を買収して，スミスクライン・フレンチ（SK & F）となった．1944年に依存性のあるアンフェタミン誘導体「Dexedrine」の効能を"多幸感"（ユーフォリア，happy effect）として発売した．1965年には規制当局より，薬物乱用防止のため，市場から排除された．現在は注意欠陥・多動性障害（ADHD）に処方されている．フランスのローヌ・プーラン・ローラーより導入した精神安定剤「クロルプロマジン」を1954年に発売してから，売上高は急上昇した．1960年代になっても新薬は出ないため，海外の営業スタッフを400人から1,500人に増強して既存薬の売り上げを伸ばす戦術をとった．この結果，アンフェタミンへの依存度は低下し，1976年の総売上高6億7,500万ドルに占めるアンフェタミンは1,000万ドルにまで低下できた．新薬の利尿剤や高血圧治療薬に加えて，1973年に売り出した抗生物質「セファロスポリン」は，1975年には全世界で31%も伸びた．

OTCビジネスでは，1961年に発売した風邪薬「コンタック」は現在に至るまでヒット商品である．ビジネススクールで用いられるOTCビジネスの平均的収益率のモデルになっている．

〈「コンタック」にかかるコストの内訳〉
原材料費　　27%（グロスマージン73%）
宣伝広告費　38%
配送費　　　8%
営業費　　　6%
一般管理費　4%
利益　　　　17%

と，宣伝広告費が群を抜いて高い．しかし，ヒット商品であるほど収益率は高くなる．スミスクラインにとって歴史に残る最大のヒット商品は，ノーベル生理学・医学賞を受賞したJames W. Blackの開発した抗潰瘍薬「タガメット」である．1976年に発売と同時に爆発的に売上高を伸ばした．それまでの「胃潰瘍は外科手術」という常識を根底から覆した．当初予測した1980年度売上高200億円をはるかに超える580億円を記録した．それを追いかけていたグラクソの「ザンタック」との競争が全世界で始まった．「ザンタック」は競争に勝ち，"世界で最も売れている薬"として長年ギネスブックに載った．ビーチャムは1981年に抗生物質「オーグメンチン」も発売した．1984年には関節リウマチ用薬の金製剤「リドーラ」も出した．

しかし，快進撃を続けていたビーチャムの収益にも，1984年ごろから陰りが見えてきた．1984〜1985年に買収したソフトドリンクやコンシューマー・ヘルス事業が負担となってきたため，1986年から1989年にかけて事業売却が始まる．成長期の事業拡大，安定期の集中と選択の典型的なモデルである．スミスクラインは眼科・皮膚科に特化したアラガンを1982年に買収したが，1989年にアラガンはスピンオフして独立会社になった．現在は世界でも第1〜第2位の眼科メーカーとなっている．2013年度のアラガンの時価総額は3兆5,000億円であるから，2000年にSKBとグラクソ・ウェルカム（GW）が合併してできたGSKの現在の時価総額13兆円と比べると，手放したのが良かったのかどうか考えさせられる．

参考文献

『ゲノム時代の医療と創薬』藤田芳司著（鹿島出版会，2011）
『病気の地下茎―病と薬を横から見る』藤田芳司著（鹿島出版会，2012）
『アダムの呪い』ブライアン・サイクス著（大野昌子訳）（ソニー・マガジンズ，2004；ヴィレッジブックス，2006）
『Yの真実―危ない男たちの進化論』スティーヴ・ジョーンズ著（岸本紀子，福岡伸一訳）（化学同人，2004）
『人類の足跡10万年全史』スティーヴン・オッペンハイマー著（仲村明子訳）（草思社，2007）
『ヒトゲノム―解読から応用・人間理解へ』榊佳之著（岩波新書，2001）
『ゲノム敗北―知財立国日本が危ない！』岸宣仁著（ダイヤモンド社，2004）
『DNAが解き明かす日本人の系譜』崎谷満著（勉誠出版，2005）
『黄金のDNAらせん』新井賢一，黒川清，野口照久，吉田文紀著（日本経済新聞社，1998）
『生命の暗号―あなたの遺伝子が目覚めるとき』村上和雄著（サンマーク文庫，2004）
『遺伝子ビジネス―産業化と倫理問題の最前線』奥野由美子著（日本経済新聞社，1999）
『薬が効く人効かない人』高田寛治著（集英社，2009）
『ビッグ・ファーマ―製薬企業の真実』マーシャ・エンジェル著（栗原千絵子，斉尾武郎訳）（篠原出版新社，2005）
『製薬企業の高収益革命―野心なくして発展なし』田中晴夫著（ダイヤモンド社，1993）
『医薬品メーカー勝ち残りの競争戦略』伊藤邦雄著（日本経済新聞出版社，2010）
『挑戦　巨大外資』（上・下）高杉良著（小学館，2007；講談社文庫，2012）
『セレンディピティと近代医学―独創，偶然，発見の100年』モートン・マイヤーズ著（小林力訳）（中央公論新社，2010）
『ネクスト・ソサエティ―歴史が見たことのない未来がはじまる』P・F・ドラッカー著（上田惇生訳）（ダイヤモンド社，2002）
『医学の歴史』ルチャーノ・ステルペローネ著（小川熙訳）（原書房，2009）
『病が語る日本史』酒井シズ著（講談社，2002；講談社学術文庫，2008）
『奇跡の薬―ペニシリンとフレミング神話』グウィン・マクファーレン著（北村二郎

訳）（平凡社，1990）
『青い恐怖　白い街――コレラ流行と近代ヨーロッパ』見市雅俊，高木勇夫，柿本昭人，南直人，川越修著（平凡社，1990）
『Ancient Egyptian Medicine』John F. Nunn（British Museum Press，1997）
『Egyptian Bookshelf――Disease』Joyce Filer（British Museum Press，1995）
『毒と薬の世界史――ソクラテス，錬金術，ドーピング』船山信次著（中公新書，2008）
『毒草を食べてみた』植松黎著（文芸新書，2004）
『毒の話』山崎幹夫著（中公新書，1985）
『ウイルスの陰謀――40億年目の地球制覇』根路目国昭著（日本能率協会マネジメントセンター，1997）
『人とウイルス――果てしなき攻防』中原英臣，佐川峻著（NTT出版，1995）
『微生物の狩人』（上・下）ポール・ド・クライフ著（秋元寿恵夫訳）（岩波文庫，1980）
『サルファ剤，忘れられた奇跡――世界を変えたナチスの薬と医師ゲルハルト・ドーマクの物語』トーマス・ヘイガー著（小林力訳）（中央公論新社，2013）
『細菌とウイルスの間』東昇著（岩波新書，1969）
『笑うカイチュウ――寄生虫博士奮闘記』藤田紘一郎著（講談社文庫，1999）
『痛みとのたたかい――現代医学の到達点』尾山力著（岩波新書，1990）
『痛みの治療――頭痛，腰痛からがんの痛みまで』後藤文夫著（中公新書，2002）
『漱石の疼痛，カントの激痛――「頭痛・肩凝り・歯痛」列伝』横田敏勝著（講談社現代新書，2000）
『癌の歴史』ピエール・ダルモン著（河原誠三郎，鈴木秀治，田川光照訳）（新評論，1997）
『がんというミステリー』宮田親平著（文春新書，2005）
『大空真弓，「多重がん」撃退中！』大空真弓，大谷克弥，大野秀樹著（宝島社，2005）
「ガン予防学雑話（25）：古い時代のがん」青木國雄著（健康文化28号，2000年10月発行）
『発がん物質辞典』泉邦彦著（合同出版，1992）
『癌が消えた――驚くべき自己治癒力』キャロル・ハーシュバグ，マーク・イーアン・パリシュ著（安次嶺佳子訳）（新潮文庫，1996）
『Magic Cancer Bullet――奇跡の抗がん剤の物語』ダニエル・バセラ，ロバート・スレイター著（木村正伸，木村直子訳）（ターギス，2006）
『ビック・ファーマ――製薬企業の真実』マーシャ・エンジェル著（栗原千絵子，斉尾武郎監訳）（篠原出版新社，2005）
『ドクター平岩正樹の抗癌剤治療がよくわかる本』平岩正樹著（海竜社，2004）

参考文献

「抗がん剤は効かない――氾濫するがん特集では触れられないタブー」近藤誠著（文藝春秋2011年新年特別号，2010年12月発行）

「抗ガン剤は効かない」のか――患者代表・立花隆，近藤誠に質す」（文藝春秋2011年2月号，2011年1月発刊）

『再発 がん治療最後の壁』田中秀一著（東京書籍，2011）

『天才と分裂病の進化論』デイヴィッド・ホロビン著（金沢泰子訳）（新潮社，2002）

『今日のうつ病――治療と研究への最新アプローチ』上島国利，樋口輝彦，野村総一郎著（アルタ出版，2004）

『こころと身体の法則――伝説的名医シンドラーが遺した知恵』ジョン・A・シンドラー著（河野友信訳）（PHP研究所，2004）

『うつ病の真実』野村総一郎著（日本評論社，2008）

『うつ病の時代』大原健士郎著（講談社現代新書，1981）

『セロトニン欠乏脳――キレる脳・鬱の脳をきたえ直す』有田秀穂著（生活人新書，2003）

『眠れない一族――食人の痕跡と殺人タンパクの謎』ダニエル・T・マックス著（柴田裕之訳）（紀伊國屋書店，2007）

『美容外科の真実――メスで心は癒せるか？』塩谷信幸著（講談社，2000）

『顔を科学する――多角度から迫る顔の神秘』馬場悠男，金澤英作編（Newton Press，1999）

『入れ歯の文化史――最古の「人工臓器」』笠原浩著（文春新書，2000）

『生命潮流――来たるべきものの予感』ライアル・ワトソン著（木幡和江，村田恵子，中野恵理子訳）（工作舎，1981）

『これからの「正義」の話をしよう――いまを生き延びるための哲学』マイケル・サンデル著（鬼澤忍訳）（早川書房，2010）

『ローマはなぜ滅んだか』弓削達著（講談社現代新書，1989）

『誤診列島――ニッポンの医師はなぜミスを犯すか』中野次郎著（集英社，2000；集英社文庫，2012）

『薬害を追う記者たち』毎日新聞大阪医療取材班編（三一書房，1996）

『素顔の医者――曲がり角の医療を考える』中川米造著（講談社現代新書，1993）

『貝原益軒』ふくおか人物誌編集委員会編，岡田武彦監修（西日本新聞社，1993）

『江戸の養生所』安藤優一郎著（PHP研究所，2005）

『安楽死と尊厳死――医療の中の生と死』保坂正康著（講談社現代新書，1993）

『老いを愉しむ言葉――心の専門医がすすめる一言』保坂隆編著（朝日新書，2010）

『デタラメ健康科学――代替療法・製薬産業・メディアのウソ』ベン・ゴールドエイカー著（梶山あゆみ訳）（河出書房新社，2011）

『デタラメの世界』増山元三郎著（岩波新書，1969）

索引

欧文

ACS → 急性冠不全症候群
Actavis 66
ACTH → 副腎皮質刺激ホルモン
ADC → 抗体-薬物複合体
AHP → アメリカン・ホーム・プロダクツ
AMD → 加齢黄斑変性
approvable 133
approval 133
AVI BioPharma 131
AZT 54

βブロッカー 37
BMS → ブリストル・マイヤーズ・スクイブ
Boston Biomedical 124
BRCA 136
BRICs 29, 88, 91
BSE → 牛海綿状脳症

Caブロッカー 45
CancerVax 131
Caprion 148
CAPS → クリオピリン関連周期性症候群
CD133 123
cell turnover → 細胞交代率
CETE 阻害剤 50
CF → 嚢胞性線維症
CFFTI → Cystic Fibrosis Foundation Therapeutics, Inc.
CJD → クロイツフェルト・ヤコブ病

Cl^- チャネル 108
CLIA → 臨床検査改善修正法案
CML → 慢性骨髄性白血病
CMS → The Centers for Medicare & Medicaid Services
COPD → 慢性閉塞性肺疾患
Corporate Integrity Agreements 87
CRO → 臨床開発業務受託機関
CSC → がん幹細胞
CSO → 医薬品販売業務受託機関
CTFR 108
CYP17A1 134
Cystic Fibrosis Foundation Therapeutics, Inc.（CFFTI） 109, 146

Dendreon 133
diversity → 事業の多様化
DNRI → ドーパミン・ノルアドレナリン再取り込み阻害薬
DPP4 123
DrugBank 151
drug repositioning（drug repurposing）→ 温故知新創薬
drug+test → コンパニオン診断
DSMB → 安全性モニタリング委員会

EBM → 根拠に基づく医療

ED → 勃起機能障害
emerging market 14
ERBB2 123

FDA（米国食品医薬品局）19, 103
Fen-Phen 46, 170
first-in-class 43
FMF → 家族性地中海熱

GAO → United States Government Accountability Office
GSK → グラクソ・スミスクライン
GW → グラクソ・ウェルカム

H_2 ブロッカー 37, 45
HAE → 遺伝性血管性浮腫
HDL 50
HER2 テスト 103
HGP → ヒトゲノム計画
HGS → Human Genome Sciences
HMG-CoA 還元酵素阻害薬 45
Human Genome Sciences（HGS） 56

IL-1β 111
IL-6 受容体のヒト化モノクローナル抗体 113
IMS Health 88
integrity → 品位
IPO → 株式公開
IVD → 体外診断ビジネス

182　索引

JIA ⟶ 若年性特発性関節炎
J&J ⟶ ジョンソン＆ジョンソン

LDL-コレステロール低下作用　46
LGR4　123
LGR5　123
life saving drug　92
life style drug　92
Lucanix　130

M&A　60
M&A 最終戦争　36
M&A ブーム　37
mAb ⟶ モノクローナル抗体
mAb 医薬 ⟶ モノクローナル抗体医薬
MAGE-A3　130
MAPK シグナリングパスウェイ ⟶ マップキナーゼシグナリングパスウェイ
MaterniT21 テスト　144
MaterniT21＋テスト　144
me-too-drug　32
Millipore　92
MR ⟶ 医薬情報担当者
Mylan　66, 67

National Center for Advancing Translational Sciences（NCATS）　151
Nektar Therapeutics　121
NICE ⟶ 英国国立医療保険研究所
NSCLC ⟶ 非小細胞肺がん

OEM　20
OGS ⟶ オックスフォード・グリコサイエンス
OncoMed　124
OTC ビジネスの平均的収益率　177
OTC 薬　12, 14
Oxford BioMedica　132

PCORI ⟶ 患者中心のアウトカム研究
PDE-5 ⟶ ホスホジエステラーゼ5
PEG 化技術　122
PF-02341066　107
PGx（ファーマコジェノミクス）⟶ コンパニオン診断
PhRMA ⟶ 米国研究製薬工業協会
PNH ⟶ 発作性夜間ヘモグロビン尿症
PPD　17
PPRS ⟶ 医薬品価格規制制度
pre-competitive collaboration　152

QALYs ⟶ 生活の質調整
Quest Diagnostics　141

SJIA ⟶ 全身型若年性特発性関節炎
SKB ⟶ スミスクライン・ビーチャム
SLE ⟶ 全身性エリテマトーデス
SNRI ⟶ 選択的セロトニン・ノルアドレナリン再取り込み阻害薬
SSRI ⟶ 選択的セロトニン再取り込み阻害薬
Stimuvax　130
Sutro Biopharma　122

TEVA　19, 66, 68
Thallion Pharmaceuticals　148
The Centers for Medicare & Medicaid Services（CMS）　144
The Orphan Drug Act　69
TNFα モノクローナル抗体　114

TRIPS ⟶ 知的所有権の貿易関連の側面に関する協定
United States Government Accountability Office（GAO）　43

Vaccinogen　132
VBP ⟶ 価値に基づいた価格設定制度

Wnt-β カテニンシグナリングパスウェイ　123

索引　183

あ行

アイコン　17
アウトソーシング　18
アクテムラ　113
アストラゼネカ　86, 153
アスピリン　157
アゾ系色素　161
新しい薬価設定制度　25
アダラート　45
アップフロントフィー　74, 119
アバスチン　22
アバンディア　83
アービタックス　52
アフィニトール　110
アボット　20, 85
アポトーシス　128
アミロイドーシス　72
アムジェン　69, 87
アメリカン・ホーム・プロダクツ（AHP）　46, 170
アルコン　62
アンジオテンシン変換酵素阻害剤　37
安全性モニタリング委員会（DSMB）　51

育毛剤　50
医原病　3
遺伝子検査　141
遺伝子多型　34
遺伝子治療　1
遺伝子の特許性　142
遺伝性血管性浮腫（HAE）（治療薬）　79
命の値段　77
違法行為　80
違法販売　7
イミプラミン　164
イミュノジェン　122
医薬情報担当者（MR）　18, 65
医薬品価格規制制度（PPRS）　25
医薬品監視団体　82

医薬品販売業務受託機関（CSO）　65
イーライ・リリー　86, 173
イラリス　110, 111
イリノテカン　50
医療機器・用具　19
医療経済学　32
医療訴訟　3
医療費削減　19
インターロイキン　111
インデラル　37
インド　88
ウェルブトリン　83, 100
うつ病　5
英国国立医療保険研究所（NICE）　22, 103
エクジェイド　110
エトポシド　158
エドワーズ症候群　144
エフェイント　34
エラプレース　78
エールリッヒ　162, 163
オックスフォード・グリコサイエンス（OGS）　146
オーファンドラッグ（稀少病）　5, 31, 69, 76, 109
オーファン病（稀少病）　5
　　──の定義　69
オフラベル　33, 82
オモンティス　122
オンコセルカ症　7
温故知新創薬　151

か行

回虫症　7
開発パイプライン　43
海綿体注射療法　98
顧みられない病気　6
化学会社　36
価格交渉　25
革新的新薬　43
家族性地中海熱（FMF）　72, 111
価値に基づいた価格設定制度（VBP）　20, 25
ガテックス　79
カドサイラ　121
ガバペンチン　50
株式公開（IPO）　137
カポテン　37
髪の一生（ヘアサイクル）　96
カリデコ　109
加齢黄斑変性（AMD）（治療薬）　33, 70
がん化　128
がん幹細胞（CSC）　122
患者数統計　2
患者中心のアウトカム研究（PCORI）　32
関節リウマチ薬　50
感染症ワクチン　125
がんの早期発見　134
カンプト　50, 107
カンプトテシン　158
がん免疫療法　128
がん抑制遺伝子　136
がんワクチン　127
偽陰性　145
企業買収　52
稀少病 ⟶ オーファン病
稀少病医薬品 ⟶ オーファンドラッグ
寄生虫　7
キノン系色素　161
キャッスルマン病治療薬　113
牛海綿状脳症（狂牛病, BSE）　4
急激な環境変化　39
急性冠不全症候群（ACS）　34
急性骨髄性白血病治療薬　22
狂牛病 ⟶ 牛海綿状脳症（BSE）
強制免許 ⟶ コンパルソリー・ライセンス
強皮症　6
禁煙治療薬　50

184　索　引

禁煙補助剤　99
近代的医薬品産業　156
筋肉弛緩作用　94

クインタイルズ　17
偶然性 ⟶ セレンディピティ
グラクソ・ウェルカム（GW）
　　53
グラクソ・スミスクライン
　　（GSK）　22, 82
　——のM&A　53
クラジーン　148
グラム陰性　162
グラム陽性　162
クリオピリン関連周期性症候群
　　（CAPS）（治療薬）　111,
　　114
クリゾニチブ　107
グリベック　26, 110, 116
クロイツフェルト・ヤコブ病
　　（CJD）　4
グローバル企業の税金対策　67
クロピドグレル　34
クロルプロマジン　164

経口禁煙補助剤　101
血液脳関門　162
結核菌　159
結合組織疾患 ⟶ 膠原病
ゲノム薬理学 ⟶ コンパニオ
　　ン診断
研究開発業務委託ビジネス　17
研究開発効率　60
研究開発費　16
ケンデル　17

5α 還元酵素阻害剤　97
抗HIV/AIDS薬　28
抗うつ薬　100, 164
抗潰瘍薬　29, 37
高額薬価　20
高額療養費制度　27
高価な医薬品　77
抗がん剤　22
　——の臨床試験費用　116

高血圧（治療薬）　5, 37
抗血小板治療薬　34
抗原認識部位　123
膠原病　6, 114
高脂血症 ⟶ 脂質異常症
抗精神病薬　34
抗体医薬　118
抗体-薬物複合体（ADC）
　　121
抗肥満薬　46, 170
呼吸器疾患治療薬　15
国民医療費　12
国民医療保険　75
国民皆保険制度　31
個人輸入　30
コストセーブ　61
コスメシューティカル　93
コッホ　159
5年生存率　134
コバンス　17
コラゲナーゼ　73
コルヒチン　71
コレステロール低下剤　37
根拠に基づく医療（EBM）
　　32
コンシューマー・ヘルス
　　12, 89
コンタック　177
コンパニオン診断　103, 118
コンパラティブ・エフェクテ
　　ィブネス（比較効果研究）
　　20, 31
コンパルソリー・ライセンス
　　（強制免許）　20, 25, 88

さ　行

ザイティガ　134
細胞交代率（cell turnover）
　　122
細胞性免疫誘導型ワクチン
　　128
細胞・組織染色技術　159
細胞老化　128
ザーコリ　107
サノフィ　69

サリドマイド　70
サリドマイド誘導体　70
ザルトラップ　22
サルバルサン　163
産業革命　155
30億塩基対配列決定　139
ザンタック　38
サンド　172
サンドスタチンLAR　110

シアトル・ジェネティクス
　　122
ジアフレックス　73
ジェネリック薬　12, 14, 18
ジェネリック薬メーカーの
　　M&A　65
ジェネンテック　69, 91
ジェンザイム　69
志賀潔　163
歯科疾患実態調査　2, 101
色素化学　162
色素内視鏡　162
事業の多様化（diversity）　42,
　　88, 150
シーケノム　143
自己抗原　128
自己免疫疾患 ⟶ 膠原病
脂質異常症（高脂血症）（治療薬）
　　15, 29, 37
市場占有率　38
市場動向　12
シムジア　122, 147
若年性特発性関節炎（JIA）
　　111
13番染色体　144
集団訴訟　48
18番染色体　144
将来の医薬品産業像　11
女性用バイアグラ　98
ジョンソン＆ジョンソン（J&J）
　　20, 87
シリコンゲル　95
視力障害　5
ジレニア　110
シワ取り　93, 94

索　引　185

人口動態　12
診断ビジネス　89
審美歯科　102
シンライズ　79
ジーン・ロジックス　148

睡眠障害　5, 6
スーテント　27
スミスクライン・ビーチャム（SKB）　175

生活の質調整（QALYs）　25
生産性低下　62
製薬会社の雇用統計　64
世界経済　12
世界市場　14
　──の寡占化　36
世界の医薬品総売上高　12
セルフメディケーション　20
ゼルボラフ　107
セレブレックス　50
セレーラ・ジェノミクス　138
セレンディピティ　9, 151
潜在的患者数　2
全身型若年性特発性関節炎（SJIA）　111
全身性エリテマトーデス（SLE）　70
喘息　5, 15
選択的セロトニン再取り込み阻害薬（SSRI）　100
選択的セロトニン・ノルアドレナリン再取り込み阻害薬（SNRI）　100
善玉コレステロール　→　HDL
前立腺がんワクチン　133
前立腺肥大症治療薬　96

贈収賄事件　84, 88
ゾコール　46
組織色素染色技術　162
租税回避地　67
ゾビラックス　54
ソマトロピン　70
ソマバート　122

ソリリス　78
ゾロフト　49

た　行

第一三共　68
体外診断ビジネス（IVD ビジネス）　105
対等合併　55
大洋薬品　68
ダイレクト OTC 薬　96
ダウン症候群　144
ダウン症候群出生前診断　143
タガメット　37
タキソール　158
タシグナ　27, 110
脱毛症治療薬　95, 96
多発性骨髄腫治療薬　70
多重症の副作用　96
タルセバ　27
男性型脱毛症治療薬　97
短腸症候群治療剤　79

「小さな命が呼ぶとき」　79
知的所有権の貿易関連の側面に関する協定（TRIPS）　26
チバ・ガイギー　166
チャールズリバー　17
チャンピックス　101
中外製薬　91
中国　28, 84, 88

痛風薬　73

敵対的買収　49, 54
デトロール　50
デューデリジェンス　68
デュプイトレン拘縮治療薬　73
転移性大腸がん治療薬　107
転移性非小細胞肺がん治療薬　107
転移性メラノーマ治療薬　107

テングサ　160
天然物化学　155

糖原病 II 型　→　ポンペ病
統合失調症治療薬　34, 164
投資効率　52
同種抗原　128
糖尿病（治療薬）　5, 15
動物薬事業　91
独占販売　18
特許切れ　7, 37, 50
特許制度　26
突然変異　136
ドーパミン・ノルアドレナリン再取り込み阻害薬（DNRI）　100

な　行

ナグラザイム　78
難病医療費支援制度　27

肉骨粉　4
ニコチンガム　50
ニコチン性アセチルコリン受容体　100
ニコレット　100
21 番染色体　144
2015 年問題　15, 64
2010 年問題　60
ニューラスタ　122
尿失禁治療薬　50

ネキシウム　29
ネクサバール　26

嚢胞性線維症（CF）　108, 146
ノバルティス　109, 115
ノルバスク　45

は　行

バイアグラ　49, 98
バイエル　26, 174
肺炎球菌感染症ワクチン　127
バイオジェネリック　15
バイオシミラー　15

186　索　引

バイオベンチャー　40, 137
バイオマーカー　106
バイオロジックス　89
パイプライン　62
パキシル　83
派遣 MR　18
ハーセプチン　103
発症リスト　144
発展途上国　14
パトー症候群　144
ハビトロール　100
パブリック・シティズン　82
パラレルインポート（並行輸入）　20, 29
パールジェン　148
パレキセル　17
バレニクリン　101
ハンセン病　71
ハンター症候群（治療薬）　22, 78

比較効果研究 → コンパラティブ・エフェクティブネス
非小細胞肺がん（NSCLC）（治療薬）　107, 130
必要は発明の母　160
非定型うつ病　100
ヒトゲノム計画（HGP）　138
ヒト成長ホルモン製剤　70
非ホジキンリンパ腫治療薬　70
肥満症　5
ヒュミラ　114
病気の細分化　107
病気の種類　5
費用対効果　20
品位（integrity）　80, 87
ビンクリスチン　158
ビンブラスチン　158
ビンポセチン　158

ファイザー　61, 84, 91, 153, 170
　──の M&A　46
ファーマコジェノミクス（PGx）

→ コンパニオン診断
ファルマシア　49
フィラリア症　6
フォロチン　79
副作用　95, 96
副腎皮質刺激ホルモン（ACTH）　79
複数回膜貫通型タンパク質　123
ブプロピオン　100
ブラジル　88
プラスグレル　34
プラビックス　34
ブランド薬特許　18
ブリストル・マイヤーズ・スクイブ（BMS）　86
フリバンセリン　98
プレベナー 13　127
プロスカー　96
ブロックバスター　37
プロテオーム　106, 146
プロペシア　97
プロベンジ　133
プロントジル　164

ヘアサイクル → 髪の一生
並行輸入 → パラレルインポート
米国研究製薬工業協会（PhRMA）　31, 61, 64
米国食品医薬品局（FDA）　19, 103
ペイニー病治療薬　74
ペガシス　122
ヘキスト　166
ベクストラ　84
ベストラ　50
ベーチェット病　70
ベバシズマブ　27
ベムラフェニブ　108
ヘルペス治療薬　54
ベンター，クレイグ　138
ベンチャー・フィランソロピー　109

豊胸手術　95
保険償還　22
ホスホジエステラーゼ 5（PDE-5）　98
勃起機能障害（ED）（治療薬）　98
発作性夜間ヘモグロビン尿症（PNH）　78
ボトックス　93
ポンペ病（治療薬）　79

ま 行

マイルストーンフィー　119
マージャー・エンドゲーム　36
まつ毛を伸ばす美容用途　95
マップキナーゼシグナリングパスウェイ（MAPK シグナリングパスウェイ）　123
魔法の弾丸　164
マラリア　72
マロトー・ラミー症候群（治療薬）　78
慢性関節リウマチ　6
慢性骨髄性白血病（CML）　27
慢性閉塞性肺疾患（COPD）　15

ミオザイム　79
ミノキシジル　96
ミリアド・ジェネティクス　141

ムコ多糖症 II 型 → ハンター症候群
ムコ多糖症 VI 型 → マロトー・ラミー症候群

メガファーマ　15
メタボローム　106
メディケア　144
メディケイド　144
メバコール　37, 46
メバロチン　46
メルク　86, 167

モノクロナール抗体（mAb） 40
モノクロナール抗体医薬（mAb医薬） 118

や　行

薬害訴訟　170
薬害補償　51
薬剤耐性能　123
薬物代謝酵素　34, 45
薬用植物からの活性成分の単離　156
やせ薬　⟶　抗肥満薬
薬価削減　7
薬価対策　28
薬価の値引き交渉　31

ら　行

ライセンス活動　118
ランバクシー　68

リアップ　96
リウマチ性疾患　⟶　膠原病
リストラ　22, 63
リツキサン　70, 124
リピトール　46
緑内障治療薬　95
臨床開発業務受託機関
　　（CRO）　17, 65
臨床検査改善修正法案
　　（CLIA）　144
臨床検査施設　144
臨床試験　44

類似品　32
ルセンティス　33, 70, 110

ループス腎炎治療薬　56
ルミガン　95

レセルピン　157
レトロビア　54
レブラミド　70
レミケード　27

ロゲイン　50
ローコール　46
ロシア　88
ロッシュ　168
ロテニン　96
ロビー活動　31
ロボトミー手術　164

わ　行

ワクチン事業　40, 91
ワクチン市場　126
ワーナー・ランバート　46

著者略歴

藤田芳司
ふじた よしし

- 1948 年　茨城県に生まれる
- 1972 年　横浜国立大学工学科修士課程修了
  国内企業，米国製薬企業，英国製薬企業にて日米欧の研究マネージメントを経験
- 2003 年　東京医科大学教授・臨床プロテオームセンター長を経て，バイオベンチャーの世界に入る．この間，筑波大学，金沢大学，シェフィールド大学（英），東京理科大学客員教授，福島県立医科大学特任教授を歴任
- 現　在　科学技術評論家として人材育成，執筆活動中
  東京大学理学博士

医薬品産業の過去・現在・未来
——故きを温ねて新しきを知る
ふる　　たず

定価はカバーに表示

2013 年 12 月 6 日　初版第 1 刷発行

著　者　藤田芳司
発　行　株式会社 医学評論社
　　　　〒169-0073
　　　　東京都新宿区百人町1-22-23新宿ノモスビル2F
　　　　TEL：03-5330-2441（代）　FAX：03-5389-6452
　　　　http://www.igakuhyoronsha.co.jp/

印刷・製本：中央印刷　／　装丁：安孫子正浩

ISBN 978-4-86399-220-7 C3047